改善医护人员工作条件师资指南

HealthWISE

Work Improvement in Health Services

Trainers' Guide

编著　国际劳工组织　世界卫生组织

主译　张　敏

科学出版社

北　京

图字: 01-2015-7088 号

内 容 简 介

《改善医护人员工作条件》(*HealthWISE Work Improvement in Health Services*,HealthWISE)系列工具书由国际劳工组织(ILO)和世界卫生组织(WHO)联合出版,是一件兼具实用性及参与性改善医疗卫生机构质量的技术工具,包括行动手册及其配套的师资指南两册图书。HealthWISE 已经作为优选技术工具在全球推广,旨在鼓励医疗卫生机构的管理者和医护人员共同努力,改善工作场所及医疗卫生服务的实践,促进灵活、简便、经济的解决方案的应用,使医护人员、患者和公众都能得到实实在在的益处。

HealthWISE 适用于所有与改善卫生部门工作场所相关的劳动者,包括医护人员及医护管理人员、监督者、劳动者和用人单位代表、劳动监察员、职业卫生专业人员、培训工作者和教育工作者。

图书在版编目 (CIP) 数据

改善医护人员工作条件师资指南 / 国际劳工组织,世界卫生组织编著;张敏等译 .—北京:科学出版社,2015.12
书名原文:HealthWISE Work Improvement in Health Services Trainers' Guide
ISBN 978-7-03-046211-4

Ⅰ.改… Ⅱ.①国… ②世… ③张… Ⅲ.医药卫生人员 - 工作条件 - 劳动保护 - 师资培训 - 指南 Ⅳ.① R192-62 ② X9-62

中国版本图书馆 CIP 数据核字 (2015) 第 262208 号

责任编辑:丁慧颖 杨小玲 / 责任校对:胡小洁
责任印制:赵 博 / 封面设计:陈 敬

科 学 出 版 社 出版
北京东黄城根北街 16 号
邮政编码:100717
http://www.sciencep.com

中国科学院印刷厂 印刷
科学出版社发行 各地新华书店经销
*

2015 年 12 月第 一 版 开本:890×1240 1/16
2016 年 8 月第二次印刷 印张:8
字数:236 000
定价:88.00 元
(如有印装质量问题,我社负责调换)

《改善医护人员工作条件师资指南》翻译人员

主　　　译　张　敏　中国疾病预防控制中心职业卫生与中毒控制所

翻译组成员　（按姓氏汉语拼音排序）

曹晓霞　中南大学湘雅医院

陈　亮　福建省疾病预防控制中心

杜燮祎　中国疾病预防控制中心职业卫生与中毒控制所

李　祈　湖南省职业病防治院

李文捷　中国疾病预防控制中心职业卫生与中毒控制所

刘　拓　中国疾病预防控制中心职业卫生与中毒控制所

鲁　洋　中国疾病预防控制中心职业卫生与中毒控制所

石春兰　北京市朝阳区卫生和计划生育委员会卫生监督所

孙　建　山东省立医院

王　丹　中国疾病预防控制中心职业卫生与中毒控制所

乌正赉　北京协和医学院

吴维皑　中国疾病预防控制中心职业卫生与中毒控制所

解　晨　山东省立医院

徐伯洪　中国疾病预防控制中心职业卫生与中毒控制所

袁素娥　中南大学湘雅医院

张　敏　中国疾病预防控制中心职业卫生与中毒控制所

邹艳辉　湖南省肿瘤医院

国际劳工局

HealthWISE Trainers' Guide. Work Improvement in Health Services

日内瓦，国际劳工局，2014 年

职业卫生 / 职业安全 / 安全培训 / 危害 / 工作条件 / 医护人员 / 医疗卫生服务

13.04.2

ISBN 978-92-2-128258-7 （印刷版）

ISBN 978-92-2-128263-1 （网络 pdf 版）

国际劳工组织出版物分类数据

国际劳工组织和世界卫生组织的出版物所用名称与联合国的惯例保持一致，出版物中所列举的材料并不表示国际劳工组织或世界卫生组织对任何国家、地区或领土或其政府有关边界划分法律状态的意见。

署名文章、研究报告和其他出版物仅仅由作者文责自负，其发表并不表示国际劳工组织或世界卫生组织对文中所表达意见的认可。

本文所提及的公司、商品及制造过程的名称并不表示国际劳工组织或世界卫生组织对其的认可，同样，在文中未提及的公司、商品和制造过程，也不意味国际劳工组织或世界卫生组织对其不认可。

国际劳工组织的出版物及电子产品可通过许多国家的主要书商及国际劳工组织的各个地区办事处获取，或直接从国际劳工组织出版局免费索取，地址：国际劳工局 CH-1211 日内瓦 22，瑞士。新出版物目录或清单也可从上述地址或通过电子邮件信箱（pubvente@ilo.org）免费索取。

欢迎访问国际劳工组织网站：www.ilo.org/publns。

设计和排版：国际劳工组织国际培训中心，都灵。

插图：Antonella Bologna 。

印刷：国际劳工组织国际培训中心，意大利都灵。

中 文 版 序

医护人员是广大人民群众健康的守卫者，也是实现中国"健康梦"的主力军。保护医护人员的身体健康、生命安全，应成为各级政府的重要责任和各医疗卫生机构的必然使命。

医疗卫生工作具有人员培养周期长、职业风险高、技术难度大等行业特点。医护人员由于经常接触生物、化学、物理、社会心理等方面的职业性有害因素，其职业健康损害和职业病是一个全球性问题，对全社会的健康和安全也会造成不可忽视的威胁。

医护人员职业卫生问题已经引起我国政府的高度重视，我国颁布了《职业病防治法》、《执业医师法》、《传染病防治法》、《护士条例》等相关法律法规，为保护医护人员免受职业危害提供了法律保障。同时，我国针对医护人员针刺伤高发导致艾滋病等风险，出台了《血源性病原体职业接触防护导则》等国家职业卫生标准，促进医护人员的职业卫生防护。然而，如何在医疗卫生机构贯彻落实相关的国家法律法规和标准，依然是一个重大实践挑战。

中国农工民主党长期致力于推动我国医药卫生事业发展与改革，特别关注医护人员的职业卫生防护议题。近几年来，农工党中央生物技术与药学工作委员会委托张敏委员牵头完成了《关于医护人员职业病防护技术服务体系》调研报告以及"加强医护人员职业防护，开展医护人员职业卫生防护示范医院试点"重点课题；农工党中央将该调研成果作为大会发言提交到全国政协十二届三次会议交流。与此同时，张敏委员作为中国疾病预防控制中心职业卫生与中毒控制所的研究员，不断追踪国际前沿，与国际劳工组织密切合作，牵头翻译了国际劳工组织和世界卫生组织于2014年合作出版的《改善医护人员工作条件》工具书，包括行动手册及其配套的师资指南两册。该工具书作为优选技术工具在全球推广，旨在鼓励医疗卫生机构的管理者和医护人员共同努力，改善工作场所及医疗卫生服务的实践，促进灵活、简便、经济的解决方案的应用，使医护人员、患者和公众都能得到实实在在的益处。

将《改善医护人员工作条件》工具书翻译、引进我国，是一项非常有意义的工作，将有利于开展国际合作、借鉴国际经验，有利于推动我国医护人员职业卫生向规范化、专业化、日常化发展，也有利于促进我国相关职业卫生标准在医疗卫生机构的推广应用，最终实现预防和控制医疗卫生工作场所职业危害的目标。

保护好近1000万医护人员的职业健康和安全，才能保护好全体国民的健康和福祉。让我们携起手来，共同努力，按照中共中央决策部署，建立多部门、多界别、多学科的协调机制，加强国际合作与交流，营造关心和爱护医护人员的良好社会环境，为全面建成小康社会、打造健康中国做出更大贡献！

全国人大常委会副委员长
中国农工民主党中央主席
2015 年 11 月 5 日

i

改善医护人员工作条件师资指南

前　言

医护人员是医疗卫生服务的核心，也是社会福祉的贡献者。医疗卫生部门的工作场所环境复杂，有时也是危险的；反复存在的不安全的工作条件可持续耗损卫生部门人力。必须将医护人员的健康和福祉纳入医疗卫生部门这个体面的工作条件之中，因为医护人员所提供的医疗卫生服务的质量部分依赖于他们的工作环境。

《改善医护人员工作条件》（*Work Improvement in Health Services*，HealthWISE）系列工具书，是国际劳工组织（ILO）和世界卫生组织（WHO）的联合出版物，是一种提高医疗卫生机构质量的兼具实用性和参与性的工具，其根据 ILO 改善中小企业工作条件（Work Improvement in Small Enterprises，WISE）项目的基本原则而撰写。HealthWISE 鼓励管理者和医护人员共同工作以促进工作场所的卫生安全，而卫生安全的工作场所又反过来有助于提高医疗卫生服务的绩效和对患者提供优质医护服务的能力。HealthWISE 通过利用当地资源，促进灵活、简便且低成本解决方案的应用，而让医护人员和医疗卫生机构都从中获得实实在在的益处。

ILO 和 WHO 在医疗卫生服务上责任互补，特别是在职业安全卫生方面；鉴于此，ILO 和 WHO 联合编撰了 HealthWISE，以帮助卫生政策的决策者和从业者加强能力建设，以确保为医疗卫生部门的卫生服务人员创建一个安全、健康和体面的工作环境。

2010 年，一个包括员工、雇主和政府的代表及 ILO 和 WHO 的专家组成的三方专家工作组共同起草了改善工作环境、改善医疗卫生服务部门医护人员的安全及健康的框架。作为这次磋商的成果，所撰写的出版物包括 ILO/WHO/ 联合国艾滋病规划署（UNAIDS）关于改善医护人员人类免疫缺陷病毒 (HIV) 和肺结核 (TB) 预防、治疗、护理和支持服务的政策指南（2010）和 ILO-WHO 医护人员国家职业卫生项目全球框架（2010）。

已经完成的 HealthWISE 用以支持上述指南的实施。关于 HealthWISE 的草案，2011 年已在塞内加尔、坦桑尼亚联合共和国和泰国的一些医院和卫生机构试用过，2012 年对 HealthWISE 草案进行了修订，2013 年终稿完成之前，再次由 ILO 和 WHO 的专家及该三方专家工作组全面审定。

HealthWISE 将行动和培训有机结合。本手册按照以干促学的原则而设计，有助于医疗卫生机构启动行动计划并持续采取改进行动。行动手册配有一本师资指南，包括对培训课程的指南和工具包。

我们希望使用师资指南和行动手册工具包的人们在未来会构建成 HealthWISE 师资和实践者的网络体系，以促进所在国发展出适合本国卫生系统的具有可操作性的方法。

Alette van Leur
国际劳工局
地区活动部主任

Maria Neira
世界卫生组织
公共卫生及健康的环境和社会影响因素部主任

（刘　拓　翻译；张　敏　审校）

目　录

致　　谢

在 HealthWISE 的撰写过程中得益于许多专家、合作者和同行学者的专长和贡献，作者感谢 2010 年 7 月 ILO 和 WHO 联合三方专家工作组的所有成员，以及所有为 HealthWISE 行动手册和师资指南做出评论和提出建议者。

师资指南撰写团队：
试用版本（2010）：
撰稿团队

Vittorio Di Martino	顾问
Nelouise Geyer	顾问

国际劳工组织（ILO）

Julia Lear	地区活动部（SECTOR）
Myroslava Protsiv	地区活动部（SECTOR）
Lee-Nah Hsu	工作条件及性别平等部（WORK-QUALITY），ILOAIDS 处
Laura Addati	工作条件及性别平等部（WORK-QUALITY），性别平等及多样化处（GED）

世界卫生组织（WHO）

Susan Wilburn	公共卫生及健康问题的环境和社会决定因素部，健康环境干预处（IHE）

国家试点团队（2011）

塞内加尔	Cheikh Makébé Sylla，WISE 顾问，塞内加尔达喀尔 Mady Diagne，ILO 萨赫勒大区及西非的亚区办公室，塞内加尔达喀尔
坦桑尼亚	Suleiman C.Mkapa，艾滋病病毒/艾滋病基金会，坦桑尼亚 Annemarie Kiaga，ILO 坦桑尼亚及肯尼亚国家办公室，卢旺达和乌干达，坦桑尼亚达累斯萨拉姆 Frank Muchiri，ILO 东部及南部非洲体面劳动团队，南非比勒陀利亚 ILO 办公室
泰国	Somkiat Siriruttanapruk 博士，公共卫生部，泰国 Pensri Anantagulnathi，公共卫生部，泰国 Susan Wilburn，世界卫生组织，瑞士

出版物（2013）
撰稿团队

Susan Leather	顾问

国际劳工组织（ILO）

Christinane Wiskow	地区活动部（SECTOR）
Lee-Nah Hsu	工作条件及性别平等部（WORK-QUALITY），ILOAIDS 处
Lamia Rhoufrani	地区活动部（SECTOR）

世界卫生组织（WHO）

Susan Wilburn	公共卫生及健康的环境和社会影响因素部，健康环境干预处（IHE）

（刘　拓　翻译；张　敏　审校）

缩略语表

AIDS	Acquired Immunodeficiency Syndrome	获得性免疫缺陷综合征（艾滋病）
BSC	Biological Safety Cabin	生物安全柜
EtO	Ethylene Oxide	环氧乙烷
HBV	Hepatitis B Virus	乙型肝炎病毒
HCV	Hepatitis C Virus	丙型肝炎病毒
HIV	Human Immunodeficiency Virus	人类免疫缺陷病毒
HSCIC	Health and Social Care Information Centre (UK)	健康和社会保健信息中心（英国）
ICN	International Council of Nurses	国际护士理事会
ILO	International Labour Organization	国际劳工组织
IV	Intravenous	静脉注射
MDR	Multi Drug Resistant	多重耐药
MRSA	Methicillin-Resistant Staphylococcus Aureus	耐甲氧西林金黄色葡萄球菌
MSD	Musculoskeletal disorder	肌肉骨骼疾病
NIOSH	National Institute for Occupational Safety and Health (USA)	国家职业安全卫生研究所（美国）
OSD	Occupational Specific Dispensation	具体工作分配
OSH	Occupational Safety and Health	职业安全卫生
PEP	Post-Exposure Prophylaxis	接触后预防
PHSDBC	Public Health and Social Development Sectoral Bargaining Council (South Africa)	公共卫生和社会发展地区谈判委员会（南非）
PIH	Partners In Health	健康伙伴组织
PPE	Personal Protective Equipment	个人防护用品
PSCBC	Services Coordinating Bargaining Council (South Africa)	服务协调谈判委员会（南非）
RN	Registered Nurses	注册护士
RO	Reverse Osmosis	反渗透
SARS	Severe Acute Respiratory Syndrome	重症急性呼吸综合征
SELF	Solar Energy Lighting Fund	太阳能照明基金
TB	Tuberculosis	肺结核
TOT	Training of Trainers	师资培训
UNAIDS	Joint United Nations Programme on HIV and AIDS	联合国艾滋病规划署
UVGI	Ultraviolet Germicidal Irradiation	紫外线杀菌
VOC	Volatile Organic Compound	挥发性有机化合物
VRE	Vancomycin-Resistant Enterococcus	耐万古霉素肠球菌
WHO	World Health Organization	世界卫生组织
XDR	Extensively Drug-Resistant	广泛耐药

（刘　拓　翻译；张　敏　审校）

Ⅰ. HealthWISE介绍

什么是HealthWISE？

HealthWISE 表示改善医疗卫生服务的工作条件（Work Improvement in Health Services）。**HealthWISE** 是由国际劳工组织（ILO）和世界卫生组织（WHO）联合研发的，根据 ILO 改善中小企业的工作条件（Work Improvement in Small Enterprises，WISE）的方法而撰写，WISE 已在 45 个国家成功应用了 20 多年，并适合于多个经济部门。

HealthWISE 旨在为医疗卫生机构提供具有可操作性的、参与式的并符合成本 - 效益的工具，以改善医护人员工作条件、职业安全卫生、绩效，并提高医疗卫生服务质量。管理者和医护人员可成立一个专门的工作小组，共同努力引入新的改进措施，并使之可持续发展。

HealthWISE 以**体面劳动**为目标而贯穿始终，体面劳动战略目标由 ILO 定义并于 2008 在联合国大会签署。

体面劳动归纳了一个工作环境的愿景，在这样的环境中收入公平、就业有保障、工作条件安全健康、社会保障随需可得。体面劳动不仅是一项基本权利，同时也能提高生产力、生产效率，并改善经济保障。

HealthWISE 也吸收了公认的模式，如全面质量管理和现有质量改善的补充工具，如 5S 改善方法，该方法越来越多地应用于医疗卫生机构（健康和社会福利部，2009；Hasegawa and Karandagoda，2011）。

HealthWISE 是由 ILO 和 WHO 联合研发的，根据 WHO 和 ILO 针对医护人员的标准、工具和政策而撰写。

HealthWISE 将卫生人力置于焦点位置，并强调卫生人力是提供高质量医疗卫生服务的重点。HealthWISE 鼓励每位医护人员主动参与，不仅将医疗卫生工作场所建设成一个良好的工作场所，还将其建设成一个备受患者和社区赏识的、高质量的医疗卫生服务环境。

HealthWISE 将行动和培训有机结合。本手册按照以干促学的原则而设计，有助于医疗卫生机构启动行动计划并持续采取改进行动。该行动手册配有一本师资指南，包括对培训课程的指南和工具包。师资指南包括每个培训研讨会演示样例。

HealthWISE是为谁服务的？

在医疗卫生领域工作的任何人，无论其工作场所是大是小，均可使用 HealthWISE 改善其医疗卫生操作规程和工作场所。然而，由一个同时代表管理者和医护人员的小组实施 HealthWISE 最为有效；医护人员的代表性应涵盖所有层级和所有部门，因为所有医护人员在改善其工作场所和职业安全卫生操作规程方面均享有权利和承担义务。

（刘　拓　翻译；张　敏　审校）

Ⅱ. 师资指南的内容和方法

Ⅱ.1 师资指南的目的

该指南是 HealthWISE 行动手册的配套文件，工具包为 HealthWISE 的师资及其他从业者提供完整的一套行动和培训材料，旨在帮助人们开展培训，以启动并支持医疗卫生部门改善工作场所。

这本师资指南的结构与行动手册一一对应，其包括介绍信息和一般指南，加上针对行动手册 8 个模块的详细说明和配套的 PPT 演示文件。另外两个 PPT 文件介绍了检查表并提供行动规划指南。

课程类型的多样性。该指南可依据当地需求和环境在不同层面开展培训，举例如下。

1. 在一家医疗卫生机构层面。

● HealthWISE 核心人员可利用这些材料培训其工作场所的 HealthWISE 小组。

● HealthWISE 小组可以培训其他同事以便于增强理解并推广良好职业安全卫生实践。

2. 在地区或区域层面，HealthWISE 的培训师资可利用这些材料培训若干医疗卫生机构的代表，这些经过培训的代表可以成为各自机构的 HealthWISE 核心人员。

3. 在国家或区域层面，培训师资的方法有助于建立一个 HealthWISE 专家小组，专家小组中的专家可以依次组织其所在区域或地区的培训，以培养新的 HealthWISE 核心人员。

> 询问卫生部门或者当地的 WHO 或 ILO 办公室，了解贵国是否有任何其他可及的 HealthWISE 培训师资或培训课程。

Ⅱ.2 实施方法

HealthWISE 的培训方法论是主动学习：行动手册和师资指南提供关于一系列话题的基本信息，但是参与者——由培训人员指导——的经验将有助于确定有效的、合适的解决方法。

> ### 主动学习：
>
> 主动学习的核心在于学习者而非培训者，并鼓励其参与。学员不再是信息被动的接受者：他们自己的经验和想法被认为是一种有价值的资源。这是一种培训者与学习者之间的双向交流。学习是商讨式的，寻求通过小组工作和其他活动获得实际的产出。
>
> 甚至在更大的组和全体培训研讨会上也可采用主动学习的方法：提出问题，停下来并检查参与者是否理解你论证的思路，邀请大家发表意见。较短的小组工作培训研讨会插入演示——只是将学习人员结成对子讨论几分钟，这是一种保持全组参与非常有效的方法。

适用于当地环境

行动手册和师资指南中的建议都必定是通用性的，其中的案例都是从全世界不同的机构和系统获得。然而，我们要求使用该指南的培训人员通过寻找当地良好的案例来准备课程。如下可能有帮助。

■ 确保实践与代表性机构的情况和资源相关。

■ 通过展示与参与者相关的案例，鼓励其做出改变。

你可以在准备培训课程的过程中收集案例，如通过参观你所在社区或区域的卫生机构获得案例。

HealthWISE 检查表

检查表是所有 WISE 项目（详见培训研讨会 2）所使用的核心工具，旨在确保机构采取的改进措施是根据现实情况而采取的可操作性的行动措施。

行动手册的每个模块都有对该主题的简短介绍，然后列出 4 ~ 5 个检查要点以帮助评估需求并提出解决措施。每个检查要点都有相同的格式：**原因简析**，阐明该检查要点的重要性；**改进方法**，阐明如何进行改善。另外，本师资指南提出各种后续问题，用以帮助参与者充分了解每个要点。

当参与者返回自己的部门或机构时，他们使用检查表来评估需求，确定优先行动并制订相应的行动计划。

练习检查表：

制订在一个健康的工作场所中练习检查表的计划。理想状况是，参与者直接在其自己的工作场所使用检查表，并将其作为课程的一部分。万一参与课程的人员来自于不同的机构，可将参与者分为工作小组，工作小组可参观各自所代表的工作场所或者就近的医疗卫生机构。

谨记，HealthWISE 是行动导向的、参与式的并以干促学。

Ⅱ.3 技术专题

如下是行动手册和师资指南涵盖的专题，其结构相同。

模块 1：控制职业性有害因素并改善工作场所的安全条件。

为了医护人员和患者的利益，应给予安全高度优先权——一个卫生、安全且没有职业性有害因素的环境对于提供高质量的医疗卫生服务至关重要。该模块着眼于通过实施一个综合性的卫生安全管理系统，预防或减少职业性有害因素。后续四个模块更为详细地检查具体职业性有害因素，这些职业性有害因素既有物理因素，也有心理因素。

模块 2：职业性肌肉骨骼有害因素与工效学解决方法。

该模块涉及肌肉骨骼疾病——医护人员在提举对自身而言过重的物品、以难受姿势操作时或进行重复搬运时所产生。肌肉骨骼疾病是导致医护人员伤害和缺勤最常见的原因之一。该模块有助于医疗卫生机构制订一套工效学解决方案，而这些工效学解决方案已被证明在一系列医疗卫生机构中是行之有效的。

模块 3：职业性生物有害因素和感染控制，特别关注 HIV（人类免疫缺陷病毒）和 TB（肺结核）。

生物性有害因素也代表了一种对医疗卫生部门的根本挑战，并成为医护人员备受关注的健康问题。HIV 的传播及其频繁地同时感染 TB 已给医疗和护理带来特殊困难，工作场所医护人员的这些职业接触也导致工作场所健康医护人员的特别忧虑。该模块涉及全面识别和控制生物性职业危害风险的方法，特别是有关应对工作场所 HIV 和 TB 风险的一些工具。

模块 4：应对工作场所发生的歧视、骚扰和暴力。

本模块所检查的职业性有害因素并非理所当然地被公认为工作场所职业安全风险，但其与感染的威胁或火灾的威胁一样真实存在，并且需要坚决而有效地加以预防和控制。该模块着眼于歧视和暴力的三个方面：

员工遭受患者的歧视和暴力；员工遭受同事的歧视和暴力；患者遭受医护自己的医护人员的歧视和暴力。

 模块 5：迈向一个绿色健康的工作场所。

最近几十年，从碳排放效应、废弃物管理的挑战，到石油燃料的消耗和水供应，公众的环保意识日益增长。该模块验证了即使一个规模较小的医疗卫生机构也能为减少废弃物和保持资源的可持续性贡献力量，带来潜在成本节约，并对员工、患者和社区产生积极影响，进而对环境保护有益。

 模块 6：医护人员的骨干作用：招聘、支持、管理和留用。

医疗卫生机构如果没有员工就将一无所有，员工包括职员和管理者，医学的和非医学的。确保有足够数量的高质量的员工，这代表着一个挑战。评估、支持、告知、培训和激励员工的需求同等重要。该模块有助于医疗卫生机构改善该领域的医疗操作实践。

 模块 7：工作时间和家庭友好型的措施。

绝大多数卫生机构需要 24 小时工作，组织安排好医疗卫生服务时间是一项主要职责。该模块有助于制订工作时间方案和操作规程，平衡医护人员在工作场所提供基本的医疗卫生服务与其履行个人家庭责任及对于必要休息的需要。

 模块 8：设备、物资的选择、储存和管理。

确保对物料、工具和设备有合适的和高质量的不间断供应，以支持及时的、有效的医疗卫生服务。该模块将选择、储存和安全处理设备及供应相联结，鼓励医疗卫生机构以一种综合性方式为其制订计划。

II.4 课程规划

你可能会负责以下两类课程中的一种（或者可能是全部）。

■ 培训你自己医疗卫生机构中同事的课程。
■ 培训来自多个医疗卫生机构的医护人员代表。

规划培训的基本过程在两类课程中都是一样的。回答如下检查表中的问题，将有助于以系统性的方法备课。

如何规划一次学习活动？

√ 本次学习活动的基本目标是什么？

√ 针对的目标人群是谁？你对参与者的机构或部门、职位情况、需求有充分了解吗？

√ 如何确保性别平衡？

√ 本次活动的具体学习目标是什么（作为本次活动的结果，如何改变参与者的知识、技巧、态度或行为）？

√ 本次活动需要多长时间？是连续开展，还是分散在若干周内开展？

√ 本次活动在何处举行？

√ 预先要准备哪些信息和资料？

√ 你是否会邀请外部技术资源负责人提供支持？

√ 作为培训研讨会的结果，你会要求人们做什么？

√ 如何评估本次活动已经达到预定的目标和目的？

√ 本次活动预算是多少？资金来源是什么？

√ 涉及维持与参与者及参与者彼此之间的联系（甚至是远距离的），你如何进行追踪活动、提供支持、鼓励信息分享、安排额外的活动等？

你可能会发现总结你的计划要点，并填入简表中，对你会有所帮助，举例如下。

目标人群	培训目的	培训内容和方法	所需材料和设备	如何培训评估	追踪活动

从培训到实施——综合性 HealthWISE 培训方法

HealthWISE 不仅是一个单一的、分享知识的培训课程，更可培训参与者积极主动地采取措施并致力于改进行动。

建议规划一个含有推广活动时间的活动和支持性追踪活动组成的循环，前者应在开始实际培训课程之前，后者可以为新培训的 HealthWISE 执业医师在改进行动中取得进步和可持续提供帮助，规划该循环以便在一个区域、社区或机构内将 HealthWISE 作为一个新工具成功引入。

一个完整的培训和行动计划循环可包括如下步骤。

1. 利益相关方研讨会：引入 HealthWISE 并使其适合当地情况。
邀请决策者和主要利益相关者，包括来自医疗卫生机构的医护人员和管理者、当地社区的代表和其他相关人员参加宣讲会或研讨会。介绍 HealthWISE，阐明使用方法，讨论相关事宜和对当地医疗卫生机构的益处。你也可讨论如何根据当地情况使用 HealthWISE。

2. 选择对实施 HealthWISE 感兴趣的医疗卫生机构：安排与管理者一同进行初步的机构巡视——这有助于使管理者确信 HealthWISE 对其有益处并致力于实施 HealthWISE。邀请来自这些医疗卫生机构或院所的参与者参加培训课程，这些参与者可能是未来的 HealthWISE 核心人物或核心团队。

3. 进行 HealthWISE 培训：涵盖全部内容的脱产培训可能需要 5～8 个授课日（见介绍部分末尾的研讨会样例），全部的培训课程也能通过将每个培训研讨会的重点放在一个或两个专题上，分散在若干周内完成培训课程。培训课程的产出是参与者撰写的、关于在其工作场所一定时间内将采取改进措施的行动计划。

4. 在实施期间可采用两种形式进行追踪活动：对医疗卫生机构进行支持性参观以检查实施在培训期间制订的行动计划的进展；和／或组织中期"成果研讨会"，参与培训者可分享行动进展，讨论挑战及采取头脑风暴法提出解决方案。

5. 最终的研讨会旨在使公众认可采取改善行动所获得的成果，评估 HealthWISE 的产出并制订长期改进行动计划。重要的是向更广泛的公众展示 HealthWISE 实施过程的结果；邀请当地社区的领导者或其他重要代表作为演讲嘉宾，承认所取得的成果，这将有助于激励参与者采取持续的改进行动。而且，这也许是在参与者之间建立一个工作网络，以便他们继续交流经验的好招。

Ⅱ.5 HealthWISE师资的实用小贴士

教学实践

√ 知道你在每个培训研讨会上想要传达的关键信息，并清晰无误地传递给参与者。

√ 师资应旨在以下几方面：

- 强调可操作性的好招而非通用理论。
- 激励讨论和交换好想法而不是讲课。
- 包含追踪和下一步如何实施。
- 以参与者的能力和成果为基础而非问题和缺点。
- 创造一个信任的和友好的环境：面对听众，保持目光接触；欢迎提问和评论；感谢人们的贡献。

√ 尝试在你的演讲中进行"标注"来帮助参与者追随你的演讲。告诉他们你是谁，你将在培训研讨会中做什么——在末尾总结你做了什么。提醒参与者小组最近一次培训研讨会发生了什么。例如，"今天我们所面临的挑战之一将是……今天我们将会把重点放在 [3] 个核心想法……昨天的要点是……"

√ 确保你做了充分准备：

- 熟悉主题和预期的可能提问；
- 改进案例要尽量多，特别是来源于当地机构的案例，这有助于其他人实施改变；
- 预先测试设备并检查材料、椅子、水的供应。

场地、设备和视觉教具

√ 确保场地合适，有空间进行小组工作、有茶点、有厕所。

√ 确保房间布置地合适——如果可能，参与者不要坐成排，而应围着桌子坐。

√ 确保提供基本的设备，特别是一张挂图和（或）黑板或白板。在头脑风暴培训研讨会及小组练习上使用挂图、黑板或白板；将工作表贴在墙上作为提示器或者快速报告小组反馈的方法；提供彩笔，写下简短的陈述。

√ 为参与者提供一份 HealthWISE 行动手册或课程将涉及的相应模块。

√ 有必要使用数字投影仪或高射投影仪来演示 PPT 或幻灯片。如果没有投影仪，你可将 PPT 打印出来并分发给参与者；你也可不发 PPT 打印稿而开始上课。

注意：为了节约纸张，每页印 4 个或 6 个演示 PPT 幻灯片。打印一份有演讲者备注的演示 PPT 幻灯片供自己使用。

谈谈 PPT 演示：除非小心使用 PPT 演示，否则可破坏沟通和学习。PPT 演示的主要优点是阐明问题并将重点集中在主要信息上——应当支持演示而不是重复你说的每句话。同样，你并非必须大声读出每张 PPT 幻灯片——听众会自己阅读。当然，你应当提取要点并撰写出来，提问，确保听众理解你的信息。

注意：

指南配套的 PPT 演示需要适合特殊的课程目的和当地情况。某些 PPT 幻灯片包含许多文字——这样做以便于你在准备培训时更好地理解要点；建议删减文字或减少 PPT 幻灯片的张数；调整演示使其适于课程、参与者，也适于你简约的风格。

学习活动

学习活动有必要采取主动学习,常包括一个游戏、角色扮演、示范、草拟练习或小组讨论。

利用案例研究

可以将行动手册和师资指南的案例研究作为良好职业卫生实践案例进行讨论。如果你在描述完问题或现状后停下来,并将该部分换成描述过去机构采取的行动,案例研究甚至会更加有效。邀请参与者仔细地查看现实,提出建议的优先项和解决措施。然后你揭秘在实践中所采取的行动,并与小组工作建议相比较。案例研究也适用于小组工作。

利用小组学习

可以给予参与者小组各种问题和任务。确保问题和任务明晰:书面的指令最容易遵从。为他们明确一个主持人、一个报告人并设定一个时间限制。任务可包括讨论、一个草拟的设计联系、一项法律或政策的研究、设计一个墙报或传单等。然后小组向其他人报告有哪些可以利用的支持条件。尝试着在墙上留有空间展示挂图工作表,以便于每个人去阅读——这是一种有用的选择。

不要加入小组——你可以帮助他们,但是不要干涉太多。报告之后鼓励一般性讨论——通过从报告中概括出要点进行归纳,小组可能会提出建议或行动要点,解释可能需要的追踪行动。

利用角色扮演

一个角色扮演要求一个小组表演一个情景或剧情。当再创造一个小组情景时,如委员会会议或谈判,角色扮演较为有效。准备书面的说明来解释目的,设定情景,为每一"角色"提供一个简介。由小组选择扮演不同角色的人。确保剧情不太复杂,并有一定弹性以需要不同数量的"演员"。最后参与者跳出他们所扮演的角色,并评论角色扮演的过程;然后每个组向全体报告他们从中所学的知识。

(刘 拓 翻译;张 敏 审校)

一个涵盖所有模块的简单的研讨会项目
HealthWISE培训

第1天		开幕式并介绍 HealthWISE
	上午	▪ 开幕式 ▪ 介绍 HealthWISE 的方法 ▪ 介绍检查表的练习
	下午	▪ 检查表的练习：参观一家医疗卫生机构，巡视所选单元，同时使用检查表并对良好职业卫生实践及需要改进之处拍照 ▪ 小组讨论并向全体代表报告 ▪ 全体讨论并对练习检查表进行反馈

第2～5天		技术专题（每天2个），包括根据当地情况采纳各模块
第2天	上午	模块1
	下午	模块2
第3天	上午	模块3
	下午	模块4
第4天	上午	模块5
	下午	模块6
第5天	上午	模块7
	下午	模块8
第6天		行动计划及实施
	上午	制订行动计划
	下午	追踪行动计划：监督性参观，知识-分享研讨会
第7天		制订针对最终研讨会的规划并对培训进行评估
	上午	▪ 制订最终研讨会的计划 ▪ 可持续的改进行动 ▪ 参会者对培训课程的反馈 ▪ 闭幕式 ▪ 参会者离会

（刘　拓　翻译；张　敏　审校）

Ⅲ. 课程内容：培训研讨会

如果要涵盖行动手册的全部内容，共有 11 个培训研讨会：每一模块为一个培训研讨会，首先为内容介绍，其次是如何使用检查表，最后是制订行动计划。

每个培训研讨会都有一个 PPT 演示、案例研究和需要分发的资料卡提供支撑，但是这些仅为师资提供说明。如果你能将 HealthWISE 融会贯通，并以你所掌握的最有效的方法使用 HealthWISE 的要素，那么培训课程将会取得最有效的成果。

我们不会重复所有行动手册已经给出的信息；然而，我们希望你可以利用行动手册模块的介绍作为培训研讨会的引言，然后利用为每个检查要点提供的信息。小组应当在任何时候都至少有一本行动手册可供参考，最好是每个参与者都有一本行动手册，可时常用来参阅。假如 HealthWISE 培训的是从业者，确保每个参与者在课程后会得到一份针对其工作的行动手册。

师资指南包含一些附加材料，包括研究发现、较长的案例研究和资料卡——资料卡特意设计为宣传页。在培训研讨会开始之前就将资料卡印好，资料卡**或者**用于会中提供信息和进行讨论（在全体会议或小组会议上），**或者**用于会后的额外阅读。

我们并没有为每个培训研讨会设定固定的时间，因为我们深知环境千差万别；然而，似乎不大可能在不到半天的时间内涵盖一个模块——即使匆忙赶课，你也要省略掉一些学习活动。

培训研讨会第 1 ~ 2 的学习目标见这两个培训研讨会的开头。

培训研讨会第 3 ~ 11 的学习目标见第 24 页。

（刘　拓　翻译；张　敏　审校）

第1讲：
课程及手册的介绍和概述

学习目标：
　　通过本讲的学习，参与者将了解课程目标、各部分所涵盖的内容及学习方法。

在课程开始时，你可能有自己独到的方法掌握本课程的介绍和破冰之术。介绍"介绍部分"之后，应使培训人员注意到本课程的标题：关注改善工作实践和工作条件。请参与培训者回答，通过本标题他们理解了什么，他们认为应该包括哪些内容，以及他们的期望是什么。

强调课程及其关键材料（特别是行动手册）是给医护人员从业者使用的实践工具。在职医护人员的经验也是一个关键资源，培训者（你！）应汲取他们的知识、想法及经验。

这意味着应指导培训小组给出他们自己的答案及解决方案，而不是简单地给出他们该干什么的列表。消除他们的疑虑，说明该手册是根据他们的机构或部门的需求和资源使用的。没有放之四海而皆准的模式。

介绍

不要花太多的时间在背景上，重点是在不同机构的条件下尝试、试用 WISE 的方法，该方法是易于掌握并适应新情况的。

你需要增加一张幻灯片告知培训小组关于课程的时间表，也可口头说明。采用哪种形式要看你是在一次讨论会上就涵盖了筛选的这些模块，还是分几周讲解。

下一步，说明课程作为一个整体，涵盖哪些模块，选择的模块应是课程前与相关机构商议过的（见方框中的要点 2 采用综合方法开展 HealthWISE，第 5 页）。若未涵盖所有模块，告知参与培训者可在行动手册中查阅其他模块。

介绍部分涵盖可用于所有模块的基本观念和方法，包括以下几点：
- 纳入培训计划——这意味着什么？
- 在自己的工作场所引入 HealthWISE。
- 引入和实现政策的步骤——**分发资料卡 1：起草、同意并执行工作场所的一项政策或协议。**

起草、同意并执行工作场所的一项政策或协议

许多模块建议对具体区域制订一项政策作为指导和监督行动的一种方法，如职业安全卫生、对孕期妇女的保护或歧视。

一项工作场所政策或集体协商一致

- 提供一个书面承诺声明和一个行动框架。
- 拟定一项行为准则，为监督员和管理者提供指南。
- 帮助医护人员理解他们的权利和职责。

这一方法可能并不是你所在国家的标准，如以下两点。

- 可能是国家或行业制定的政策，非针对具体工作场所的。
- 工作场所可能建立规程或协议以指导实践，而非政策。

因此，下面所提供的指南可能并非相干，但我们仍建议在特定区域采取行动要考虑一项政策性声明或书面的承诺所产生的影响，尽管可能简短。

政策的形式

应通过雇主和劳动者合作制订一项政策。政策可能非常简短，像一项简短的承诺声明，例如，"工作场所禁止吸烟"，或"本医疗卫生机构对攻击医护人员、患者、探视者或其他人员的暴力事件零容忍"。

政策可能是某项特殊主题，如针对 HIV 和 AIDS 的一项详细的政策或协议，或是已制订更广范围的政策或协议的一部分。

例：

Ⅰ. 一般陈述

政策应以相关主题的一般陈述或介绍开始，应满足医疗卫生机构和现行法律／政策之需。

Ⅱ. 政策框架和一般原则

该政策建立一些基本原则，作为其他条款的基础，强调采取行动的需求。

Ⅲ. 特殊条款

该政策包括的有关特殊要求的条款。

Ⅳ. 执行和监督

列出使政策付诸实践的步骤，注意建立组织机构并明确职责人。

制订工作场所政策的步骤

制订一项工作场所政策包括以下步骤。

1. 书面记录就某项主题达成的一致意见。
2. 准备一个工作计划。该计划制订程序必须包括管理者、一线医护人员及劳工代表的参与和支持。
3. 收集全员和管理者的信息，并确定其需求。
4. 检查国家法律、相关法规或议定书。
5. 详细写下政策。
6. 利益相关方就政策进行磋商，并据此进行政策修订。
7. 该政策获得批准。
8. 宣传政策，并确保全员知晓。
9. 起草政策贯彻落实行动计划，计划应有明确的时间进度安排，且全员职权清晰。
10. 定期监督检查是否需要修订或者扩展政策。

（杜燮祎　翻译；张　敏　审校）

第2讲：
使用HealthWISE检查表

学习目标：

　通过本讲学习，参与者将会
■ 了解 HealthWISE 检查表的目的和使用方法。
■ 在一家医疗卫生机构中练习使用检查表。

下面解释一下 HealthWISE 检查表的使用，并准备练习使用检查表。

本检查表旨在用于工作场所的初始评价。为如下工作提供了一个起点。
■ 识别出那些良好的实践和能够实施改善的区域。
■ 制订改善计划并监测计划的实施。

需要强调的是，该检查表旨在帮助制订计划，而不是评判或批评一家医疗卫生机构。

需要指出的是，检查表中的问题与行动手册中每个模块的检查要点相对应。每个模块有 4 ~ 5 个检查要点，是识别领域中需要改进的有力工具。这些检查要点提供采取行动的好招，而非简单查出可能存在的问题。许多好招是简单易行的。

需要澄清的是，本检查表是一个技术工具，任何人都可以使用，只要其承诺识别需要改进的问题并采取行动改进，最好由一个管理者 - 医护人员联合团队使用，如职业安全卫生委员会或 HealthWISE 团队。然而，在医护人员推荐或引入改善措施前，应按常规获得管理层批准后实施。

需要重申的是，该检查表将行动手册涵盖的 8 个专题的具体检查要点合并在一起。每个模块依次讨论每个检查要点，涵盖**原因简析**：为什么该检查要点是一个有用的或重要的要点 / 问题；**改进方法**：如何应对这样的问题。告诉参与者，他们有责任确定在其具体的医疗卫生机构中是否需要采取行动，是否需要作为一项优先采取的行动；最后，如需要，制订行动计划。

该检查表可能要求参与者简单地观察工作条件——如实验凳的高度或除颤仪的可及性——或他们需要与相关员工做更详细的探讨。参与者应当使员工消除疑虑：不会因此评判员工。与之相反，医护人员的观点和知识在识别问题、欠缺和机会方面的价值不可估量。

分发 HealthWISE 检查表并安排时间让参与者阅读该检查表并提问。消除参与者的疑虑，在该阶段检查表用于提供整体概观；当参与者在接下来检查表练习中开始使用检查表时，会更好地理解检查表和检查要点的目的。

（杜燮祎　翻译；张　敏　审校）

检查表练习

目的：学习如何在一家健康的卫生工作场所使用检查表。

时间：90 分钟～ 4 小时。

介绍 HealthWISE 之后，立即开始对该检查表进行练习。

将检查表练习作为第一个培训活动有以下理由。
- 强调课程的重点是采取可操作性的、行动导向的活动。
- 显示培训老师对于参与者知识和经验的尊重。
- 收集案例，用于后续活动的讨论材料。
- 开始小组工作和参与者参与。

细致地安排好参观医疗卫生机构，以便于进行有效的检查表练习，管理层事先核准，安排好参与者往返医疗卫生机构的交通事宜。

进行检查表练习的实用提示

- 在管理者简短的介绍和面谈后，参与者巡视选定的单元，并应用该检查表同时观察工作场所。
- 关于如何使用检查表的提问是非常有意义的。
- 将参与者进行分组，他们可以在小组中讨论结果，表达他们对于良好实践案例和优先采取改进行动的观点。
- 鼓励参与者发挥创新精神，识别出适用的解决方案。不要给出详细解释或引导参与者思考应优先采取哪些技术方案。培训老师应当容许参与者形成自己的判断。

引自 WISE：师资工具包；Bangkok：国际劳工组织，2004。

（杜燮祎　翻译；张　敏　审校）

HealthWISE 检查表

该检查表是实施这本 HealthWISE 过程的第一步，该检查表是一种工作场所识别和优选改进行动领域的评价工具，是为某家医疗卫生机构实施一次巡检时填写而设计。

最好由这些医疗卫生机构中负责不同类型工作任务的人填写，如员工和管理人员可在一个小组中完成该评估表或独立填写，然后以小组的形式讨论如何应对所填写的结果。这种参与式方法可提供多种视角，并为分析可能的解决方案提供更为广泛的综合性基础。

首先，使用该调查表将会让读者了解建议采取行动的领域概貌，并有助于确定优选哪些行动。这些优选行动将会用于指导制订改善计划。

准备工作：

■ 准备数量足够的评估表，让每个人 / 每个小组都能独立填表。在开始评估前，阅读检查表中的问题。

■ 确保提供相机，便于对良好职业卫生实践的案例和关心的主题进行拍照，目的是在采取改进措施后再拍一次照片作为对比。这些改进前 - 后对比的照片是将改进成果可视化的强有力的工具——可视化成果激发并鼓励每个人持续前行，也能说服决策者或资助者提供支持。良好职业卫生实践的照片也能作为范例，用于启发其他单元提出可行的解决方案。

如何使用该检查表

1 明确需要评价的主题或工作区域。

在一个小型医疗卫生机构中，可以评价全部的工作场所。在一个较大的医疗卫生机构中，应明确需要单独评价的具体的工作区域。

2 通读该检查表，并花费些时间在工作区域巡视、拍照和（或）详细记录关心的主题或良好实践的模式。当需要了解更多信息时，询问该单元的医护人员，从他们的经验中获得信息。

3 仔细地考虑每个问题。

依据你的观察和所获得的信息，勾选"是"或"否"。

勾选"是"，表示问题中描述的情况或措施在工作场所中存在。尽管，仍然可考虑采取措施进行改进。

勾选"否"，表示问题中提及的情况或措施在工作场所中不存在。在这种情况下，需要采取行动确保问题中提及的情况或措施得到执行。

4 在"你建议采取什么行动？"的建议处，写下关于行动和改进措施的好招和建议。

5 在考虑有较高优先权及已有可行解决方案的一个行动后勾选"优先"方框。

6 一旦完成了填表，标记出检查表中所有勾选"优先"方框的检查要点，商定一个优先顺序，然后确定出必要的改进措施。

7 讨论并制订一个行动计划：从最可行的改进着手，并设定能够到达的目标。商定一个时间进度表并分配责任。尽量改进现行组织结构和规程。

（杜燮祎 翻译；张 敏 审校）

HealthWISE 检查表

评价信息	
医疗卫生机构名称	....
评价单元/工作区域	....
评价者/团队名称	....
评价时间	....

模块 1
控制职业性有害因素并改善工作场所安全条件

1.1	是否定期识别和评估工作场所职业性有害因素？ （包括物理性、化学性、生物性、工效学和精神性有害因素）	→ □ 是 □ 否

你建议采取什么行动？

建议：..

....

....

□ 优先

....

1.2	是否采取措施控制职业性有害因素并改善安全条件？	→ □ 是 □ 否

你建议采取什么行动？

建议：..

....

....

□ 优先

....

1.3	是否促进支持事件报告和疾病信息披露的"无问责"文化？	→ □ 是 □ 否

你建议采取什么行动？

建议：..

....

....

□ 优先

....

1.4	是否建立一个包括职业性有害因素预防控制及提供职业卫生服务的工作场所安全卫生预防管理体系？	→ □ 是 □ 否

你建议采取什么行动？

建议：..

....

....

□ 优先

....

2.1	是否定期评价、识别和预防因抬举及转运患者或设备所产生的工效学有害因素?	→	□ 是 □ 否

你建议采取什么行动?

建议:...

....

□ 优先

....

....

2.2	设备和医疗卫生操作规程是否适于减少提举、推和拉重物?	→	□ 是 □ 否

你建议采取什么行动?

建议:...

....

□ 优先

....

....

2.3	工作空间的设计是否可减少紧张、重复性运动和不良姿势?	→	□ 是 □ 否

你建议采取什么行动?

建议:...

....

□ 优先

....

....

2.4	是否开展提高医护人员良好工效学实践意识的活动和员工培训(如提举设备的技巧训练)?	→	□ 是 □ 否

你建议采取什么行动?

建议:...

□ 优先

....

....

模块 3
职业性生物有害因素和感染控制，特别关注HIV和TB

3.1	是否制订日常定期识别和评价工作场所中的生物性有害因素的规程？	➜	☐ 是 ☐ 否

你建议采取什么行动？

建议：..

....

....

....

☐ 优先

3.2	是否采取措施预防和控制如HIV和乙型病毒性肝炎等血源性病原体？	➜	☐ 是 ☐ 否

你建议采取什么行动？

建议：..

....

....

....

☐ 优先

3.3	是否保护医护人员、患者和来访者免于接触经空气传播的职业性有害因素，如结核杆菌？	➜	☐ 是 ☐ 否

你建议采取什么行动？

建议：..

....

....

....

☐ 优先

3.4	是否在工作场所实施一项综合性的HIV和TB预防和关怀项目？	➜	☐ 是 ☐ 否

你建议采取什么行动？

建议：..

....

....

....

☐ 优先

模块 4
应对工作场所发生的歧视、骚扰和暴力

4.1	是否采取行动保护医护人员免受暴力侵袭?	→	□ 是　□ 否

你建议采取什么行动?

建议：...

....　　□ 优先

....

....

4.2	是否采取具体措施应对羞耻感与歧视?	→	□ 是　□ 否

你建议采取什么行动?

建议：...

....　　□ 优先

....

....

4.3	是否开展提高医疗卫生机构工作场所中预防暴力问题的意识活动和培训?	→	□ 是　□ 否

你建议采取什么行动?

建议：...

....　　□ 优先

....

....

4.4	单位是否承诺建立一个制度公平,并受人尊敬的工作场所?	→	□ 是　□ 否

你建议采取什么行动?

建议：...

....　　□ 优先

....

模块 5
迈向一个绿色健康的工作场所

5.1	是否采取适当的措施识别、评估和减少环境健康危害?	➔ □ 是 □ 否

你建议采取什么行动?

建议：..

....

□ 优先

....

....

5.2	是否采取节水措施?	➔ □ 是 □ 否

你建议采取什么行动?

建议：..

....

□ 优先

....

....

5.3	是否采取措施评价并提高能效?	➔ □ 是 □ 否

你建议采取什么行动?

建议：..

....

□ 优先

....

....

5.4	医疗卫生机构是否有绿色战略?	➔ □ 是 □ 否

你建议采取什么行动?

建议：..

....

□ 优先

....

模块 6
医护人员的骨干作用：招聘、支持、管理和留用

6.1	是否根据医护人员需求制订长期规划，并配有明确工作描述？	→	□ 是　□ 否

你建议采取什么行动？

建议：...

....　　□ 优先

....

6.2	是否为医护人员配备必要的盥洗、更衣、休息和用餐设施？	→	□ 是　□ 否

你建议采取什么行动？

建议：...

....　　□ 优先

....

6.3	是否提供非货币性福利及在职培训？	→	□ 是　□ 否

你建议采取什么行动？

建议：...

....　　□ 优先

....

6.4	是否提倡沟通、团队合作和支持性监管？	→	□ 是　□ 否

你建议采取什么行动？

建议：...

....　　□ 优先

....

6.5	是否制订合适的合同规程、申诉程序和处罚制度，并确保在执行过程中透明、平等？	→	□ 是　□ 否

你建议采取什么行动？

建议：...

....　　□ 优先

....

模块 7
工作时间和家庭友好型的措施

7.1	管理好工作时间是否可减少加班，并尽量减少无规律的工作时间表？	→	□ 是 □ 否
	你建议采取什么行动？ 建议：...		□ 优先
7.2	是否确保所有员工有足够的休息时间，并且将加班时间保持到最短？	→	□ 是 □ 否
	你建议采取什么行动？ 建议：...		□ 优先
7.3	是否采用弹性工作时间和休假安排？	→	□ 是 □ 否
	你建议采取什么行动？ 建议：...		□ 优先
7.4	安排工作时间计划时，是否统筹考虑员工的家庭和社会责任？	→	□ 是 □ 否
	你建议采取什么行动？ 建议：...		□ 优先
7.5	是否提供产期保护和产假，包括安排母乳喂养相关事项？	→	□ 是 □ 否
	你建议采取什么行动？ 建议：...		□ 优先

模块 8
设备、物资的选择、储存和管理

8.1	是否根据所有部门的需求制订采购设备和物资的计划？	➡	□ 是　□ 否

你建议采取什么行动？

建议：
....

....

....

□ 优先

8.2	在能购买到和可负担的基础上，是否选择最安全和最适宜的设备？	➡	□ 是　□ 否

你建议采取什么行动？

建议：
....

....

....

□ 优先

8.3	是否提供稳固的、安全的、标识清楚的空间储存所有物件？	➡	□ 是　□ 否

你建议采取什么行动？

建议：
....

....

....

□ 优先

8.4	是否建立一套库存量盘点及维护系统，并包含有害因素控制？	➡	□ 是　□ 否

你建议采取什么行动？

建议：
....

....

....

□ 优先

8.5	是否对员工进行设备安全使用和设备维护的培训，特别是新产品或新模式的培训？	➡	□ 是　□ 否

你建议采取什么行动？

建议：
....

□ 优先

（杜燮祎　翻译；张　敏　审校）

第3～11讲技术专题的学习目标

■ 参与者理解模块 1 ～ 8 中所涉及的主题。

■ 参与者能够依据自身在工作场所中的经验或者按照检查表练习，识别出良好职业卫生实践和需要改进的区域。

■ 参与者知道如何识别拟采取的优先行动和如何按照行动计划加以落实。

（刘 拓 翻译；张 敏 审校）

第3讲：
模块1——控制职业性有害因素并改善工作场所的安全条件

目标（第2张幻灯片）：

■ 识别和评估工作场所职业性有害因素。

■ 建立职业危害预防控制体系。

为什么这是一个主题（第3张幻灯片）？

■ 医护人员在一个卫生安全而有保障的环境中工作，才能提供最优的医疗卫生服务。

■ 预防事故发生意味着保证患者、访客和医护人员的福祉，保持生产效率，并避免直接和间接的经济损失。

■ 强调医疗卫生部门是一个高风险工作环境的事实（见行动手册模块1中的举例，一条重述如下）。

> 在加拿大，34种职业中，护士的缺勤天数排名第二；在爱尔兰，医疗卫生部门劳动者的疾病发生率仅次于农业劳动者。

要求参与者回答他们能够识别的直接和间接成本。

检查要点（第4张幻灯片）

1.1	识别和评估工作场所职业性有害因素
1.2	采取措施控制职业性有害因素并改善安全条件
1.3	促进支持事件报告和疾病信息披露的"无问责"文化
1.4	建立一个工作场所卫生安全预防和管理体系

从这里开始，本节课程和幻灯片按顺序依次介绍每个检查要点，首先在"原因简析"中阐明采取行动是必要的，接着在"改进方法"中阐明如何实施这些行动。接下来是一些建议，用于启动对每个检查要点的提问，帮助培训者顺利完成培训课程。在某些幻灯片的演讲者备注中也有一些问题，或可根据小组和培训者的时间安排选用其他方法——培训者可能会更喜欢要求参与者提出有用的问题。向学员解释这些问题只是一个开始，个人反应——参与者将需要在自己的医疗卫生机构中开展广泛协商。

1.1 识别和评估工作场所职业性有害因素
（第5~8张幻灯片）

问题：

✓ 采取定期和系统性方法识别职业性有害因素吗？

✓ 全部职业性有害因素，从化学物质到职业紧张，都有足够的信息吗？

✓ 制订报告程序了吗？遵守了该程序吗？

✓ 一旦识别了某种职业性有害因素，评估其严重程度了吗？由谁实施评估？

✓ 经常采取预防控制行动吗？由谁实施？

在展示第7张幻灯片——职业性有害因素种类和定义——之前，要求小组成员回答职业性有害因素的种类、举例及影响（见资料卡1.1的前三栏）。

结论：

有必要采取行动：　　　　　□是　　□否
作为一项优先采取的行动：　□是　　□否

1.2 采取措施控制职业性有害因素并改善安全条件（第9~22张幻灯片）

问题：

  ✓ 知晓和理解不同类型的控制措施吗？

  ✓ 知晓和理解危害控制优先等级吗？

  ✓ 处理职业性有害因素、改善职业安全所需的人力、技术和财力等资源都有保障吗？

  ✓ 有哪些伙伴和帮助可支持在职业安全卫生方面的努力？

在展示第 11 张幻灯片之前，分发**资料卡 1.2** 中的控制措施类型、**资料卡 1.3** 中的个人防护用品（手套）及**资料卡 1.4** 中的如何安全处理锐器。

如果时间充裕，第 29 张幻灯片提供了角色扮演的建议。

结论：

有必要采取行动：　　　　　□是　□否

作为一项优先采取的行动：　　□是　□否

1.3 促进支持事件报告和疾病信息披露的"无问责"文化（第23～24张幻灯片）

问题：

  ✓ 事故报告有什么程序？

  ✓ 即使自己负有责任、无须担心报告后果，发生事故后，医护人员是否会报告？

  ✓ 目前有哪些措施可帮助接触风险或遭受事故的医护人员和患者？

  ✓ 在必要之处，目前采取了哪些措施改善医护人员的职业安全卫生状况？

  ✓ 组织文化中如何看待医护人员心理性职业有害因素伤害及其所致疾患？

结论：

有必要采取行动：　　　　　□是　□否

作为一项优先采取的行动：　　□是　□否

1.4 建立一个工作场所卫生安全预防和管理体系（第25～29张幻灯片）

问题：

  ✓ 该机构制订了一项职业安全卫生政策吗？

  ✓ 如果已经制订，覆盖所有单元和部门了吗？

  ✓ 覆盖所有风险和职业性有害因素，包括物理性和心理性有害因素了吗？

  ✓ 采取明确的预防控制措施，且这些措施责任能明确，得到遵循吗？

  ✓ 将预防作为最高优先了吗？

结论：

有必要采取行动：　　　　　□是　□否

作为一项优先采取的行动：　　□是　□否

在课程结束时，分发**资料卡 1.1 职业性有害因素及其预防控制措施概述**，留点时间容许参与者阅读和提问，并解答疑问。最后，分发**资料卡 1.5 劳动部门用于检查工作场所健康和安全的检查表**，让参与者带走，方便参与者阅读和摘录使用。例如，若参与者没有行动手册，如果培训者认为必要，也可把书后所附的词汇表发给大家。

（李文捷　翻译；张　敏　审校）

职业性有害因素及其预防控制措施概述

职业性有害因素种类和定义	医疗卫生工作场所已发现的有害因素实例	健康影响	保护措施/控制措施
物理性有害因素 如果接触会对人体造成伤害的因素或能量的形态	（电离）辐射线、激光、高噪声、极端温度、电力故障、火灾、地板不平、不安全的楼梯及工作场所暴力	眼和皮肤灼伤、打击伤、创伤、听力损失、癌、生理和心理创伤	管理控制：政策、指导和培训、医学体检 工程控制：调节温度，通风，隔离电线 个人防护用品：防护罩和防护服
化学性有害因素 对人体系统有潜在毒性或刺激性的各种形态的化学物质，包括药物、溶液和气体	消毒剂、清洁产品和灭菌剂，如环氧乙烷、甲醛和戊二醛；废弃的麻醉气体；有害的药物，如细胞毒性制剂、潘他米丁、利巴韦林；用于消毒及水净化的氯代产品；用于灭菌的环氧乙烷；血压计和温度计中的汞	眼和皮肤刺激、哮喘、变应原性、皮炎、周围神经病变、肝衰竭、癌、流产及其他生殖系统影响	消除不必要的化学物质（如即将进行焚烧处理的锐器不建议再用氯浸泡） 用同样有效但毒性较小的化学物质替代 工程控制：密闭系统、通风、替代有毒化学物质 组织控制：政策、指导和培训，体检和手卫生 职业安全卫生操作规程控制：在表面或布上倾倒清洁剂而不喷洒 环境控制：清理化学物质的泄漏、废弃物管理 个人防护用品：手套、眼防护设备、呼吸防护设备
生物性有害因素 可通过与感染的患者接触、被人体分泌物/体液污染、针刺伤，或通过霉变、虫蛀、寄生虫、动物传播的感染性/传染性的因素，如细菌、病毒、真菌或寄生虫	人类免疫缺陷病毒（HIV）、重症急性呼吸综合征病毒、流感病毒、耐万古霉素肠球菌（VRE）、耐甲氧西林金黄色葡萄球菌（MRSA）、乙肝病毒、丙肝病毒、肺结核菌	HIV和AIDS、肺结核、肝炎、肝癌及其他疾病	管理控制：书面政策（标准防范）、劳动者教育和培训、手卫生、安全处理锐器、减少注射 工程控制：安全注射设备、无针系统 环境：废弃物管理、消毒、清理泄漏 个人防护用品：手套、面罩、眼防护设备
工效学（机械/生物力学）**因素** 工作环境中可引起或导致发生肌肉骨骼事故、受伤、劳损或不适的因素	搬举和移动患者、绊倒/滑倒的危险、不安全/无安全防护装置的设备、密闭空间、杂乱或有障碍物的工作区域/通道、过度用力、难受姿势、身体局部的接触应力、振动、重复性/长时间的运动或活动	肌肉骨骼疾病、背部及上肢受伤、重复性劳损	组织控制：风险评估、采取措施减少人工搬举、改善工作台、培训 工程控制：搬举设备、滑动板 环境：清理通道、消除湿滑的地板表面

（李文捷 翻译；张 敏 审校）

资料卡 1.2
职业性有害因素控制措施的类型

标准防范	工程控制	管理及职业安全卫生操作规程控制	环境控制	个人防护用品及降低个人风险的策略
▣ 洗手和抗菌 ▣ 使用个人防护用品（手套、隔离衣等） ▣ 适当处理设备和用品 ▣ 预防锐器伤 ▣ 环境清洁及泄漏管理 ▣ 适当处理废弃物	▣ 更安全的针头，如有防护装置的锐器或可伸缩的锐器 ▣ 第IV代无针系统 ▣ 危险药物的密闭系统传送设施 ▣ 机械搬举设备、滑板 ▣ 危险药物应进行层流或无菌密闭隔离处理	▣ 医疗卫生操作规程，如不回套针帽及不进行单人的人工搬举 ▣ 管理措施保证有一个整合的职业安全卫生体系 ▣ 对传染性患者进行隔离 ▣ 制订措施保护脆弱患者和医护人员 ▣ 为全员提供信息、指导和培训 ▣ 实施职业健康监护计划 ▣ 维护设备及通风系统	▣ 清理泄漏 ▣ 废弃物管理 ▣ 对空气颗粒物进行采样 ▣ 表面和设备消毒 ▣ 采用湿式作业及其他措施控制粉尘 ▣ 不在工作场所进食 ▣ 清理通道并保证没有湿滑地面	▣ 呼吸防护 ▣ 手套 ▣ 隔离衣 ▣ 眼和面部防护 ▣ 袖套、头套和鞋套 ▣ 废弃个人防护用品处理 ▣ 为医护人员进行免疫接种预防乙肝、流感和其他疾病

（李文捷　翻译；张　敏　审校）

个人防护用品，在处理有危害的物料时使用手套

- 使用可防护化学物质的手套。使用化疗药时建议使用丁腈橡胶手套，丁腈橡胶手套比乳胶手套更耐化学物质。
- 推荐使用双层手套，因为某种程度上，所有的手套都可能渗透，且其渗透性随佩戴时间的延长而增加。
- 当佩戴双层手套时，一只手套口应放在隔离衣袖口下面，另一只覆盖在袖口外面。手套和隔离衣的交界面不应暴露手臂和手腕的皮肤。
- 限制将污染物从生物安全柜（BSC）移送到工作区域，完成一次或一批工作后，应当除去外层手套，并放置在有"拉链"封闭的塑料袋或其他可密封的容器中等候处理。
- 应定时（每小时）更换手套或在破损、被刺破或被泄漏物污染后立即更换。
- 推荐使用可以覆盖隔离衣袖口的、较厚、较长、带有最少或无粉末的丁腈橡胶手套，因为粉末会吸收丁腈橡胶的蛋白，并将变应原性颗粒物雾化。
- 医护人员应穿着有防护作用的一次性隔离服，隔离服使用的材料应不掉毛、低渗透，隔离大褂应具有扎实的前襟、长袖，具有贴身的弹力或针织袖口。
- 洗手：佩戴手套前、摘除手套后应洗手并进行干燥。

（李文捷　翻译；张　敏　审校）

资 料 卡 1.4
管理废弃锐器：改善锐器容器/锐器盒

万一你所在的医疗卫生机构没有收集废弃锐器的"锐器盒"，可采取许多低成本的简易措施。

可在医疗卫生机构中找到很多容器改装成"锐器盒"，为保证安全处理针具，这些容器只需防穿刺、防液体渗漏即可。

在"锐器盒"上始终标识"使用过的锐器"很重要，以便使用者清楚其内容物，并将穿刺的风险减至最小。

改装"锐器盒"的实例。
- 一个塑料水瓶。
- 一个洗手液或清洁剂的容器。
- 一个透析液的容器或实验室中其他用于盛装液体的塑料容器。
- 一个纸箱，内置一个塑料袋确保防渗漏，处理时，应将纸箱和塑料袋作为一个单元不应分离。

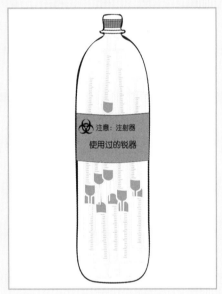

（1）塑料水瓶

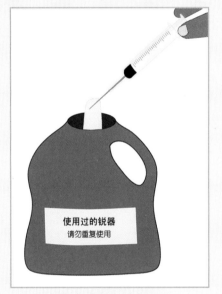

（2）洗手液/清洁剂容器

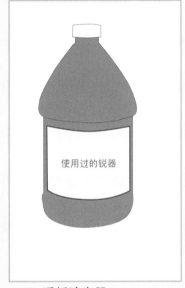

（3）透析液容器

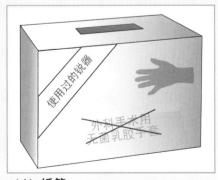

（4）纸箱

（李文捷 翻译；张 敏 审校）

资料卡 1.5

劳动部门工作场所卫生安全检查表

劳动部门的监察

劳动部门的监察员会巡视工作场所，检查用人单位遵守劳动法规的水平，以下是劳动监察员要检查的一部分内容。

问　　题	是	否
1. 你是否缴纳赔偿基金？		
2. 你是否缴纳失业保险基金？		
3. 你的工作场所有职业安全卫生法案和相关法规吗？如果员工想阅读这些法案和法规，是否能顺利获得？		
4. 你是否张贴了就业法案的基本条件的概要？		
5. 你是否张贴了平等就业法案的概要？		
6. 你是否已任命卫生安全代表？		
7. 在你的工作场所是否已建立了卫生安全委员会？		
8. 你和你的员工是否接受过如何识别卫生安全问题的培训？		
• 移动部件如传动皮带和链条是否有安全防护装置？		
• 是否安全使用和储存化学品了？		
• 紧急出口是否清晰标识并易于到达？		
• 灭火器是否方便获取并定期维护？		
• 是否正确储存和使用易燃材料？如不能靠近明火。		
9. 工作场所是否装备了齐全的急救箱？		
10. 工作场所的所有电线是否都绝缘并使用了适当的插头？		
11. 是否向劳动部门报告工伤？		
12. 是否有男女分置的清洁卫生的厕所和清洗设施？		
13. 工作场所是否有考勤登记？		
提供卫生安全的工作场所是用人单位的职责。如果在以上题目中你回答了一个"否"，则你需要立即整改。不遵循以上内容将构成违法犯罪。医护人员应向用人单位和（或）卫生安全代表报告不安全、不卫生的工作条件。 当劳动部门监察员巡检至贵工作场所时，请予以协助。 各级劳动部门办公室电话： ……………………………………		

（李文捷　翻译；张　敏　审校）

第4讲：
模块2——职业性肌肉骨骼有害因素与工效学解决方法

 目标（第2张幻灯片）：

- 提高对医护人员工效学风险的意识。
- 强调预防和控制上述风险的重要性。
- 提供操作性指南。

工效学风险为什么是一个主题？（第 3 张幻灯片）

- 肌肉骨骼职业性有害因素是最可能影响医护人员健康的有害因素，腰背损伤可能是造成护士短缺的单个最主要原因。
- 安全搬运病人是医疗卫生机构的一项首要责任。工效学方法可用于改进医疗卫生操作流程和工作台的设计。

将**资料卡 2.1 术语**和**资料卡 2.2 腰背损伤**分发下去。阅读《改善医护人员工作条件行动手册》模块 2 的介绍，预留专门时间让参与者查阅相关数据。与尼日利亚、英国和美国的研究结果相比，要求参与者介绍自己的经验。

检查要点（第4张幻灯片）

2.1	识别、评估和预防工效学职业性有害因素
2.2	调整工作以减少抬举、推和拉重物
2.3	调整工作以减少紧张、重复性运动和不良姿势
2.4	提高全员工效学意识，并帮助员工改进实践行动

从这里开始，本节课程和幻灯片按顺序依次介绍每个检查要点，首先在"原因简析"中阐明采取行动是必要的，接着"改进方法"中阐明如何实施这些行动。接下来是一些建议，用于启动对每个检查要点的提问，帮助培训者顺利完成培训课程。在某些幻灯片的演讲者备注中也有一些问题。或可根据小组和培训者的时间安排选用其他方法——培训者可能会更喜欢要求参与者提出有用的问题。向学员解释这些问题只是一个开始，个人反应——参与者将需要在自己的医疗卫生机构中开展广泛协商。

2.1 识别、评估和预防工效学职业性有害因素
（第 7 ~ 9 张幻灯片）

问题：

你是否了解医护人员罹患肌肉骨骼疾病（MSDS）的比例？

✓ 你单位采取了何种（什么）监测系统监测医护人员罹患肌肉骨骼疾病的状况？

✓ 你能否识别你所在工作场所中所列举出来的那些风险因素？

✓ 你是否已经分析过产生这些风险的原因？

✓ 关注报告肌肉骨骼疾病最少的医疗卫生单元，并看从中能学到什么，重视工作组织及每个人所扮演的角色等因素。你单位是如何处理工效学职业性有害因素的？

✓ 总的职业安全卫生政策是否包含了上述内容？

✓ 如果是，这些政策是否足以确保预防措施的实施？

结论：

有必要采取行动： □是 □否

作为一项优先采取的行动： □是 □否

2.2 调整工作以减少抬举、推和拉重物（第 10 ～ 14 幻灯片）

绝大部分腰背损伤都是由这些操作所引起的，因此需要对这些工作仔细检查。

注意"工作"是指广义上的工作，包括了工作组织（包括员工的数量）、医疗卫生操作规程和工作台（包括设备）。

问题：

✓ 你是否了解医护人员发生特定的腰背损伤的比例？

✓ 这和全体医护人员患肌肉骨骼疾病有何关联？

✓ 采取了哪些措施来消除或减少抬举、推和拉重物？

✓ 你单位的职业安全卫生政策中是否专门提到这些措施？

✓ 是否与医护人员磋商并征求过他们对改进措施的意见？

✓ 你是否指出在减少此类损伤方面好的实践行动？

分发**资料卡 2.3**，问与他们自己的经验相比，美国的研究结果如何。

结论：

有必要采取行动：　　　　　　□是　□否
作为一项优先采取的行动：　　□是　□否

2.3 调整工作以减少紧张、重复性运动和不良姿势（第 15 ～ 18 幻灯片）

问题：

✓ 你是否了解不与腰背损伤相关的肌肉骨骼疾病的比例？

✓ 你是否评估过此类职业性有害因素？

✓ 是否采取减少这些有害因素的措施？

✓ 是否与员工磋商并征求他们对改进措施的意见？

✓ 你是否指出在减少此类损伤方面良好的实践行动？

结论：

有必要采取行动：　　　　　　□是　□否
作为一项优先采取的行动：　　□是　□否

2.4 提高全员工效学意识，并帮助员工改进实践行动（第 19 ～ 21 幻灯片）

成功的行动是将技术上的解决方法与员工意识和培训相结合。

问题：

✓ 是否有专门与肌肉骨骼疾病及好的工效学实践相关的员工培训计划？

✓ 如没有，一般的在职培训中是否包含工效学？

✓ 新员工培训呢？培训都包括了哪些主要要素？是否是专门的培训？

✓ 采取了其他哪些提高意识的措施？

✓ 培训结束时，分发**资料卡 2.4** 十项工效学基本原则。如可能，留出时间来阅读和讨论。

（石春兰　翻译；张　敏　审校）

资 料 卡 2.1

定　义

　　肌肉骨骼疾病是指运动器官包括肌肉、肌腱、骨骼、韧带及神经的健康问题，其范围包括轻度短暂的失调到不可逆的致残性损伤。机体受影响的部分包括上肢（手臂、手、手腕和手指）、颈部和肩部、腰背和下肢。不同的工作类型以不同方式影响机体的不同部位，例如，下背障碍是由于抬举和搬运重物或接触振动所致；上肢障碍可能是由于重复或长时间持续静态用力所致（如抬举）。

　　工效学着眼于工作人群所从事的工作种类、他们使用的工具和整体的工作环境，其目标是寻求人们与其工作条件间的最佳契合点，使他们安全、舒适并减少患肌肉骨骼疾病和损伤的机会。这是通过按照员工的身体能力和局限性设计工作任务、工作空间、工具和设备，并辅以相关培训而加以实现。

（石春兰　翻译；张　敏　审校）

资料卡 2.2

美国和英国医护人员腰背损伤相关数据

■ 据估计，在美国，与医疗卫生行业中的腰背损伤有关的直接和间接年度经济损失高达200亿美元。

■ 在美国的女性员工中，护理助手和看护员的工作相关腰背痛发病率最高（18.8%），且每年报告的病例数最多（269 000 起）。

■ 2000 年，10 983 名注册护士（RNs）因抬举病人而遭受了损失工时的工作损伤。

■ 12% 的护士报告称其因腰背痛而离开护理行业（美国国家职业安全与卫生研究所，NIOSH）。

详见美国国家职业安全与卫生研究所（NIOSH）网站 http://www.cdc.gov/niosh/ 和《NIOSH 经济研究报告纲要 2002-3》，见 http://www.cdc.gov/niosh/docs/2005-112/pdf/2005-112.pdf

在英国全国医疗卫生服务行业中，因肌肉骨骼疾病（MSDs）所致因病缺勤占总因病缺勤的40%。英国公共部门工会——英国卫生和公共事业工会（UNSION）2003 年发布的数据估算称，每年约有 3 600 名护士因腰背损伤而被迫退休。因病缺勤而损失的总工作日数，如果在报告缺勤期间内含有非工作日，其也应计算在总工作日数内。就 2011 ～ 2012 年的因病缺勤率而言，英国医疗和社会保健信息中心（HSCIC）发现，在所有主要劳动人群中合格的救护车工作人员因病缺勤率最高，达到 6.18%（405 000 天），在之前的两年中，合格救护车工作人员因病缺勤率在所有主要劳动人群中同样是最高的（2010 ～ 2011 年达到 6.18% 或 401 000 天，2009 ～ 2010 年度达到 6.38% 或 404 000 天）。

英国卫生和公共事业工会（UNISON）安全和卫生组织（http: //www.unison.org.uk/acrobat/B868.pdf）及安全和卫生信息资料卡，肌肉骨骼疾病—腰背痛（2010 年 10 月）http: //www.unison.org.uk/safety/pages view.asp?did=15123

英国医疗和社会保健信息中心（HSCIC）报告，2012 年 7 月，见
http://www.hscic.gov.uk/article/2421/Sickness-absence-rate-among-NHS-workers-falls-to-412-percent

（石春兰　翻译；张　敏　审校）

资 料 卡 2.3

美国关于工效学解决方法的比较研究
预防医护人员在抬举和转运病人过程中的损伤

美国某大型急救医院开展了一项随机对照试验，用以比较培训和设备在减少医护人员肌肉骨骼损伤、增加舒适性及减少体力消耗方面的有效性。

该试验比较了抬举病人的两种方法，使用这两种方法的医护人员都参加了集中培训，培训内容包括背部护理、病人评估和搬运技术。主要的区别在于，其中一组为"安全抬举"方法组，只运用改进的人工搬运病人技术和人工操作设备；另一组为"不费力的抬举"组，是通过使用额外的机械装置及其他辅助设备，以消除人工搬运病人。

该试验结果显示，两个试验组成员在减少疲劳、腰背痛和肩部疼痛及身体不适方面都有所成效，但是，使用机械设备的一组成员改善成效更为显著，因此，该试验的结论是"不费力的抬举"方法，即将培训医护人员与提供机械及其他病人搬运辅助设备相结合，可最有效地提高医护人员在搬运病人过程中的舒适度和安全性，减轻医护人员疲劳，并降低体能消耗。

Yassi, A. et al, A Randomized Controlled Trial to Prevent Patient Lift and Transfer Injuries of Health Care Workers, in Spine, 2001, 26(16):1739-1746.

（石春兰　翻译；张　敏　审校）

十项工效学基本原则

1. 工作中采用自然的姿势，即保持背部"S"曲线，颈部直立、肩部放松、肘部在两侧、腕关节采用自然姿势。

见下方示例图解举例。

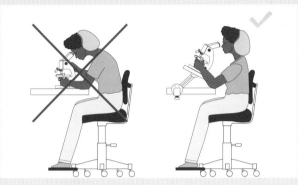

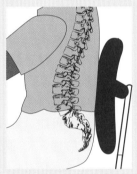

2. 减少过度用力

将过度用力的需求减到最小，例如，通过将大负荷的物件分解为多件小负荷物件、给包装或容器增加手柄或可抓握点（见下方图解），以及将重物靠近身体握紧搬运等方式。在工作台附近提供一些存储区，以减少搬运物料的需求。

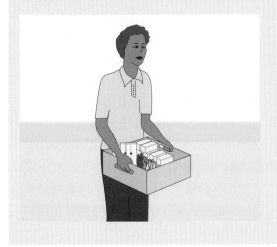

3. 所有物品都应置于易及处

如果拿取工具、设备或供应物资需要拉伸、扭转或弯曲身体，则应缩小工作区规模。

4. 在适当高度完成工作

调整工作台面高度（如办公桌、手推车、病床、实验室的长椅及架子），避免不良体位、向上或向下拉伸性损伤、疲劳或伤害。

5. 减少过度运动，尤其是重复性运动

6. 将疲劳或静态负荷减至最少

作家单纯性书写痉挛就是持续或长期用力引起手疲劳的例子，即使不是手用力抓握亦会痉挛。可采取工效学措施来减轻损伤，例如，缩短过长的写作时间，并在抓握处增加一个衬垫。

7. 缓解压力点

接触应力或定向压力点在许多工作台是常见的。改进工具或设施（包括桌子、椅子）使压力能更均匀地分布。

因长期站立在坚硬的地面上而引起的疾病可通过使用抗疲劳垫、鞋垫及锻炼和中间休息，以及系统性评估工作任务是否可以坐姿完成而预防。

8. 提供余隙

通过重新布置设备和工作台、清除障碍物，为员工提供头部、膝部和腿部余隙，并让医护人员对周围环境能一目了然。

9. 运动、锻炼和拉伸

在工作期间，人的身体需要以不同方式定期进行运动并拉伸肌肉。通过提供简单的器械来鼓励锻炼，并确保长时间坐姿工作的医护人员能得到休息。

10. 保持一个舒适的环境

一个舒适的工作环境有赖于多种因素，如适当的照明、均衡和适宜的温度、噪音控制及舒适的工作区。振动是维修人员面临的一个普遍问题，可通过使用减振工具、佩戴振动阻尼手套及更换工具加以控制。

源自：工效学十项基本原则. MacLedd, D.（2008）. 可查 http://danmacleod.com/ErgoForYou/10_principles_of_ergonomics.htm；ILO/IEA(2010). 工效学检查要点. 中英文版本，可查 http://www.ilo.org/global/publications/books/WCMS_120133/lang-en/index.htm

（石春兰 翻译；张 敏 审校）

第5讲：

模块3——职业性生物有害因素和感染控制，特别关注HIV和TB

重要提示： 本模块的内容格式与其他模块相比略微有所区别，但却更加具体。究其原因，它是为指导该领域活动而设计的独立简易手册，特别是实施国际劳工组织（ILO）关于 HIV 和 AIDS 的第200号建议书、劳动世界（2010）及世界卫生组织（WHO）- 国际劳工组织（ILO）- 联合国艾滋病规划署（UNAIDS）关于提高医护人员获得艾滋病病毒和结核分枝杆菌感染的预防、治疗、关怀和支持性服务的政策性指南。

目标（第2张幻灯片）：

- 识别出有哪些生物性职业有害因素及其传播风险。
- 强调有效的感染控制措施的重要性。
- 提供有效的生物性有害因素预防和管理的操作指南。

为什么生物性职业有害因素会成为一个主题？

（第3张幻灯片）

生物性职业有害因素存在于所有医疗卫生机构中，包括经空气传播的和血源性病原体。

在医疗卫生机构中所有接触到生物性职业有害因素的个体都处于潜在的风险之中：从事医疗和非医疗服务的医护人员，以及病人和探视者。采取一项风险管理策略以避免工作场所职业接触和保护医护人员，同时也保护了病人。

发生病原体职业接触后的感染风险：

- 乙型肝炎病毒（hepatitis B，HBV）是18% ～ 30%。
- 丙型肝炎病毒（hepatitis C，HCV）是1.8%。
- 人类免疫缺陷病毒（HIV）是0.3%。

在发展中国家，医护人员中40% ～ 65% 的 HBV和HCV 感染是经皮职业接触引起的。而在工业发达国家，这个比例较低但并非无关紧要。实施3剂次乙肝疫苗免疫接种后，可以预防95% 的 HBV 感染，然而，目前还没有丙型肝炎病毒疫苗，故预防职业接触和早期治疗是关键。

检查要点（第4张幻灯片）

3.1	识别和评估工作场所中的生物性职业有害因素
3.2	采取措施预防和控制导致HIV感染和肝炎等的血源性病原体
3.3	采取措施预防和控制TB等经空气传播的病原体
3.4	在工作场所中实施综合性的HIV和TB预防和关怀项目

从这里开始，本节课程和幻灯片按顺序依次介绍每个检查要点，首先在"原因简析"中阐明采取行动是必要的，接着在"改进方法"中阐明如何实施这些行动。接下来是一些建议，用于启动对每个检查要点的提问，帮助培训者顺利完成培训课程。在某些幻灯片的演讲者备注中也有一些问题。或可根据小组和培训者的时间安排选用其他方法——培训者可能会更喜欢要求参与者提出有用的问题。向学员解释这些问题只是一个开始，个人反应——参与者将需要在自己的医疗卫生机构中开展广泛协商。

3.1 识别和评估工作场所中的生物性职业有害因素（第5 ～ 9张幻灯片）

问题：

✓ 从识别危害开始：让小组列出他们自己所在的工作场所中职业接触或潜在职业性有害因素的例子。将此作为一次快速头脑风暴法，因为他们很快将详细地学习到血源性传播和经空气传播病原体的知识。然后，分发或参考**资料卡 3.1**，行动手册中只是为了提供**生物性职业有害因素**的信息。现在他们需要考虑评估风险的可能性和严重性，你所提及的哪些职业性有害因素让你最担心？你知道单位中曾经发生了哪些严重的感染吗？你如何测量医护人员和患者所面对的风险水平？

✓ 分发或参考**资料卡 3.2**，即 HIV 风险评估检查表，并与小组一起核查其内容。这些问题有用吗？它们完整吗？将要补充检查表或改变任何内容吗？

结论：

有必要采取行动：　　　　　　□是　□否
作为一项优先采取的行动：　　　□是　□否

3.2 采取措施预防和控制导致 HIV 感染和肝炎等血源性的病原体（第 10 ～ 16 张幻灯片）

下面两个检查要点针对可能采取的减少风险的措施——一个与血源性病原体有关；另一个与经空气传播的病原体有关。

问题：

✓ 哪个是更需要优先考虑的问题，预防或控制？

✓ 哪个看起来更易达到目标？

✓ 为了预防，你将采取哪些措施？为了控制呢？

✓ 你们当中有多少人已接受乙肝疫苗免疫接种？

✓ 你单位综合性的标准防范工作开展情况有多好？

✓ 提供的个人防护用品是否充足？

✓ 怎样预防锐器伤？

✓ 安全使用和处理的关键原则是什么？

✓ 听完小组的回答后，分发或参考行动手册中的资料盒"预防锐器伤"。

结论：

有必要采取行动：　　　　　　□是　□否
作为一项优先采取的行动：　　　□是　□否

行动手册中还有一些资料卡与本检查要点有关，应引起小组注意。

■资料卡 3.3 血源性病原体接触的急救。

■资料卡 3.4WHO 乙肝免疫接种备忘录。

■资料卡 3.5 预防医护人员血源性病原体职业传播的综合性方法（WHO）。

■资料卡 3.6WHO 卫生服务标准防范备忘录。

■资料卡 3.7 医疗卫生机构标准防范的建议。

■资料卡 3.8 用于防护血源性病原体的个人防护用品。

■资料卡 3.10 手部卫生。

课堂上没有足够时间通读这些内容，因此，应该鼓励布置家庭作业让参与者通读上述材料。建议把**资料卡 3.5 预防医护人员血源性病原体职业传播的综合性方法**作为课堂练习。要求小组讨论 4 个核心因素（没

必要花费太多时间在优先控制问题上，但是案例有助于显示它是如何能应用到生物性职业有害因素）。由于在**资料卡 3.5** 中没有提及医护人员免疫接种，要求小组查看**资料卡 3.4WHO 乙肝免疫接种备忘录**中的信息，强调免疫接种是预防医护人员感染的重要措施的事实，并且应成为在卫生服务行业工作的每位医护人员的一种常规接种项目。

练习：

尝试安排时间进行手部卫生的简短活动。让参与者围成一圈并用一只软球在参与者之间进行传递，甚至可以用压实的纸。将**资料卡 3.10 手部卫生**内容转变成问题和答案。例如，你用什么洗手？你什么时候应该使用皮肤消毒剂？你什么时候应该使用液体肥皂？消毒擦手液的好处是什么？把球扔向圆圈的不同人——抓住球的那个人必须回答。无须在游戏过程中遮住所有答案——告诉他们可在游戏之后阅读资料卡。

3.3 采取措施预防和控制 TB 等经空气传播的病原体（第 17 ～ 28 张幻灯片）

问题：

✓ TB 将可能是参与者的主要关注点，但你可能会更愿意去检查他们对 SARS 和中东呼吸综合征知道多少。

✓ 你单位中 TB 的问题有多严重？

✓ TB 患者的比例是多少？

✓ 有工作人员职业感染的案例吗？

✓ 你单位是否有 TB 感染预防和控制项目？

✓ 如有，是否包括医护人员和患者？

✓ 职业安全与健康和（或）感染控制政策是否涵盖 TB ？

✓ 任何针对 MDR/XDR TB 的措施是否有区别？

✓ 什么是呼吸卫生？

✓ 你们所有人能否给我举一个你们自己单位的优秀实践案例，以及一个尚未实施但你相信可能有用的措施的建议？

✓ 你可能会去使用行动手册模块 3 中评估检查表的这些问题。

■打喷嚏或咳嗽时，患者和医护人员是否会遮住他们的鼻子和嘴巴？通风系统是否安装到位？房间上面或屏蔽式紫外线杀菌照射装置（UVGI）是否安装到

位？是否使用呼吸防护器（口罩）（N95/FFP3或其他），特别在高危的、诱发咳嗽的医疗操作时？

结论：

有必要采取行动：　　　　　□是　□否
作为一项优先采取的行动：　　□是　□否

行动手册中相关资料卡是以下内容。

▪资料卡3.9用于防护经空气传播的职业性有害因素的个人防护用品。

▪资料卡3.10手部卫生。

▪资料卡3.11结核病一般风险图。

▪资料卡3.12医疗卫生机构结核病感染风险图。

建议为下一个检查要点继续讨论TB风险图。

3.4 在工作场所中实施综合性的HIV和TB预防和关怀项目（第29～33张幻灯片）

TB当然是一种经空气传播的疾病，而HIV则是一种血源性传播的疾病，因此，为什么要有一个单独的检查要点？这是一个参与者可能会问的合理问题，所以，请解释两个主要原因：

HIV使医护人员感到极度恐惧，曾经导致了TB的死灰复燃，且和一些其他少数疾病一样敏感。除此之外，它是一种集中流行于活跃成年人群中的疾病。

ILO和WHO已经为医护人员制定与HIV、TB和PEP有关的指南，而且该检查要点提供了实施建议。

问题：

✓ 在你的国家、你的单位，艾滋病患者的主要死因是什么？

✓ 在你的单位，现有哪些措施可以用来保护医护人员免于HIV和TB感染？

✓ 工作场所中是否有与HIV/TB有关的政策、协议或集体合同？

✓ 你的单位是否有对HIV感染状态的歧视有正式的立场？特别是中止雇佣的理由？

✓ 工作人员是否有获得关于HIV/TB的更新信息、教育和培训？是定期的或偶尔的？

✓ 自愿检测服务是否安排就位？治疗呢？接触后预防（PEP）呢？

✓ 是否有任何其他措施为HIV阳性医护人员提供关怀和支持？

案例可包括营养建议、舒适的住宿或为医护人员自助小组及保健中心提供帮助——详见来自瑞士的案例并邀请发表看法。

结论：

有必要采取行动：　　　　　□是　□否
作为一项优先采取的行动：　　□是　□否

参考或分发**资料卡3.12**，医疗卫生机构结核病感染风险图并邀请讨论。如可能，按照下列建议将参与者分成4组，对每一步的风险进行讨论并达成采取一个关键行动的建议。

▪第一组：步骤1和2。

▪第二组：步骤3、4、5。

▪第三组：步骤6、7、8。

▪第四组：步骤9和10。

参考或分发**世界卫生组织（WHO）-国际劳工组织（ILO）-联合国艾滋病规划署（UNAIDS）关于提高医护人员获得艾滋病病毒和结核分枝杆菌感染的预防、治疗、关怀和支持性服务的政策性指南：工作场所行动**。请参与者决定列表的优先顺序：他们将把哪3个行动评为最高优先等级。

病例研究有助于引发对医疗卫生机构中HIV主题和其他职业风险的讨论，如果你手边没有你自己从业经历的案例资料，可以通过网络获得许多好的素材。

公共服务国际（Public Services International）制作的视频**内行专家（Sharp Sense）**就是一个优秀视频材料的例子。在这个视频中，一位护士、一位HIV/AIDS咨询员和一位HIV/AIDS内科医生分享他们自己针刺伤害的个人经历。这个视频强调基本保护和预防、针刺伤害的个体处置，以及接触后预防的潜在风险管理的重要性。

> **视频：**
>
> 内行专家：促进卫生从业人员的安全性。
>
> ▪完整版（18分钟）。
>
> http：//www.world-psi.org/en/sharp-sense-promoting-safety-health-care-workers。
>
> ▪精简版（4分钟）。
>
> http：//www.world-psi.org/en/essential-sharp-sense。
>
> *Public Services International，2011。*

（陈　亮　翻译；张　敏　审校）

模块4——应对工作场所发生的歧视、骚扰和暴力

这节通过角色扮演能营造有效团队活动氛围，模拟一个暴力或歧视情景，拟定参与者和他们扮演的角色。

目标（第 2 张幻灯片）：
系统性评估工作场所可能发生的暴力行为，阐明暴力行为所产生的影响。
识别风险因素。
提出处理措施的指南。

先询问参与者什么是工作场所的暴力，然后讨论第 3 张幻灯片中的定义。

为什么工作场所的暴力是一个主题（第 4 张幻灯片）？

■ 工作场所暴力的表现形式具有多种多样。医疗卫生机构被认定是工作场所暴力高风险的行业。

■ 工作场所的暴力不只是对受害者产生不利影响，同时使整个工作场所产生不安全感、恐惧感和使员工士气低落。

■ 因为绝大多数医护人员是女性，必须要认可性别方面的问题。

注意骚扰和歧视是暴力行为的表现形式。

分发或查阅**资料卡 4.1 加拿大和卢旺达对医疗卫生服务行业工作场所暴力的研究发现**。

☑ 检查要点（第 6 张幻灯片）

4.1	采取行动保护医护人员免受暴力侵袭
4.2	采取具体措施应对羞辱感和歧视
4.3	提高员工工作场所暴力防控意识，提供相应培训
4.4	制度中承诺创建一个公平、相互尊重的工作场所

从这里开始，本节课程和幻灯片按顺序依次介绍每个检查要点，首先在"原因简析"中阐明采取行动是必要的，接着在"改进方法"中阐明如何实施这些行动。接下来是一些建议，用于启动对每个检查要点的提问，帮助培训者顺利完成培训课程。在某些幻灯片的演讲者备注中也有一些问题。或可根据小组和培训者的时间安排选用其他方法——培训者可能会更喜欢要求参与者提出有用的问题。向学员解释这些问题只是一个开始，个人反应——参与者将需要在自己的医疗卫生机构中开展广泛协商。

4.1 采取行动保护医护人员免受暴力侵袭（第 7 ~ 12 张幻灯片）

问题：

√ 医疗卫生机构是否恐惧患者或探视者暴力行为的侵袭？

√ 医护人员之间是否以相互信任和友好氛围为主，还是部分员工恐惧遭受骚扰或恐吓？

√ 如何保护医护人员？

√ 你具备一些有效应对工作场所暴力的经验或知识吗，特别在性暴力方面？

结论：

有必要采取行动： ☐是 ☐否
作为一项优先采取的行动： ☐是 ☐否

4.2 采取具体措施应对羞辱感和歧视（第 13 ～ 16 张幻灯片）

尽管歧视应属于一种毫无争议的暴力形式，但它太特殊，因此应通过直接采取政策和教育相结合的策略应对。面对艾滋病的流行，除了损害平等就业，包括性别、宗教和残障等许多其他形式的歧视外，对感染 HIV 医护人员的歧视已是一个非常严重的问题。

问题：

✓ 工作时经历过的羞辱感和歧视行为有哪些？

✓ 你是否看到、经历或听到过歧视事件？

✓ 如果是的，是否多半来自管理者或同事之间的歧视？

✓ 你认为良好的行动是什么？

✓ 工会应当扮演什么角色？

分发或指引查阅**资料卡 4.4 采取行动应对歧视**。

他们单位的应对方式与资料卡 4.4 列出的建议有何异同？

结论：

有必要采取行动：　　　　　　□是　□否

作为一项优先采取的行动：　　□是　□否

4.3 提升员工工作场所暴力防控意识，提供相应培训（第 17 ～ 19 张幻灯片）

问题：

✓ 你是否知道你的工作场所发生的暴力事件？

✓ 讨论制订了哪些暴力应对策略？是否得到根本解决？

✓ 针对工作场所暴力是否实施了调查？如果调查过，是否采取过应对行动？如果没有调查过，是否还会调查？

✓ 你单位是否制订明确要求员工相互尊重的行为准则？

✓ 在落实这一系列行动的同时，是否进行了同伴教育？或进行其他形式的培训？尤其是针对管理者的培训？

✓ 是否安排并培训任何人员从事暴力事件的协调工作，包括咨询、劝导改进行为和调解？

结论：

有必要采取行动：　　　　　　□是　□否

作为一项优先采取的行动：　　□是　□否

4.4 制度中承诺创建一个公平、相互尊重的工作场所（第 20 ～ 21 张幻灯片）

问题：

✓ 单位中现在是否有直接应对工作场所暴力的政策、协议、指南或行动计划？

✓ 现在是否有资深员工（权威部门领导）针对工作场所暴力应对政策发表的声明？

✓ 现行政策或指南是否涵盖应对暴力歧视？

✓ 申诉流程是否足以满足应对处理暴力歧视的需求？

结论：

有必要采取行动：　　　　　　□是　□否

作为一项优先采取的行动：　　□是　□否

本节最后内容分发并讨论**资料卡 4.2：荷兰霍恩 Westfries Gasthuis 医院暴力"零容忍"计划**和**资料卡 4.3：美国如何减少工作场所暴力**。因为这些文件太长，要求他们只看其中一个，如果时间不够，使用行动手册中的泰国案例讨论，也查阅**资料卡 4.4 采取行动应对歧视**。

参与者对采取的措施有何看法？他们会根据自己的情况直接使用或修改后采用这些措施吗？

（袁素娥　曹晓霞　翻译；张　敏　审校）

资 料 卡 4.1
加拿大和卢旺达对医疗卫生服务行业工作场所暴力的研究发现

对加拿大阿尔伯塔省和不列颠哥伦比亚省的注册护士在最近5个工作班内所遭遇的工作场所暴力的调查显示，在一个给定的工作周内，护士，尤其是急诊科、精神科和内外科护士遭受了很多暴力事件。大部分暴力事件是由患者所为，但是也有相当一部分暴力事件是医院同事所为，特别是精神虐待和性骚扰。结果也显示，工作场所大部分暴力事件并没有被报告。

资料来源：Hesketh等，阿尔伯塔省和不列颠哥伦比亚省医院工作场所的暴力。卫生政策，第63卷第3期，2003（3）：311-321。链接网址：http://www.ncbi.nlm.nih.gov/pubmed/12595130

2007年，卢旺达公共卫生保健部研究卫生部门的工作场所暴力，结果显示，39%的医护人员在前一年经历过不同形式的工作场所暴力事件，该研究还确认了与性别相关的暴力侵袭、遭受暴力的方式，以及对暴力的反应。男性所遭受的工作场所暴力多为欺负或排挤、身体攻击和性骚扰，而女性则常常经历辱骂等语言虐待。人们对女性的固有成见，对孕期、育龄期及需承担家庭责任的女性的歧视，影响了女性对于工作场所暴力的感受，导致了大量暴力事件的发生。性别平等降低了医务工作者遭受工作场所暴力发生率。

源自：Newman等，卢旺达医疗卫生工作场所暴力和性别歧视研究：提高安全和性别平等。卫生人力资源2011。

链接网址：http://www.human-resources-health.com/content/9/1/19

（袁素娥　曹晓霞　翻译；张　敏　审校）

资 料 卡 4.2
荷兰霍恩 Westfries Gasthuis 医院暴力 "零容忍" 计划

问题： 在荷兰霍恩的 Westfries Gasthuis 医院，2001 年记录发生的医疗暴力事件接近 300 起，不安全感在工作人员间蔓延，医院由此提出了"安全照护"的计划。

解决方案： 首先在启动"安全照护"会议上发布了该计划。接下来，召开了由项目负责人、警察、监察局和董事会代表共同参与的论坛。同时，也组建了一个包括各个风险部门职工代表的工作组。调查显示，医疗暴力事件发生的场所大多为服务台或接待处、急诊和精神科等部门，且大多发生在周末及夜间。

基线调查包含以下资料。

▪ 事件报告率。

▪ 已采取的预防措施，包括组织机构、建筑物的设计和培训等。

▪ 在各风险部门对员工调查和访谈结果。

工作组首先起草了一份医疗暴力风险区域表，在医院楼层平面图上用颜色标识出最不安全的区域。员工和项目负责人共同选用合适的颜色标记房间，以此作为讨论哪些方面可以改进的基础。

▪ **红色：** 暴力事件高危区域，和（或）该区域有吸引罪犯的有价值的物品。

▪ **黄色：** 暴力事件中危区域，和（或）该区域有吸引罪犯但价值不大的物品。

▪ **绿色：** 暴力事件低危区域。

每位员工携带一个报警器，只要发现任何威胁，就可立即启动报警。保安人员在几分钟内会迅速赶到现场。保安人员会对现场事态的严重性进行评估，并力图尽快控制现场局面。如果现场仍无法控制，可调用警察。一个"系统卡"可用来处理如下攻击性行为。

▪ **言语攻击：** 谩骂、威胁、挑衅、性恐吓。

▪ **严重威胁：** 严重威胁、纠缠、跟踪、威胁家人、借物威胁、试图伤害、试图打人 / 踢人、辱骂。

▪ **身体暴力：** 攻击，包括性侵犯，砸家具、摔物品，禁止某人离开房间，推、拉或吐痰，咬或抓，打，踢或用头撞人，造成伤害等。

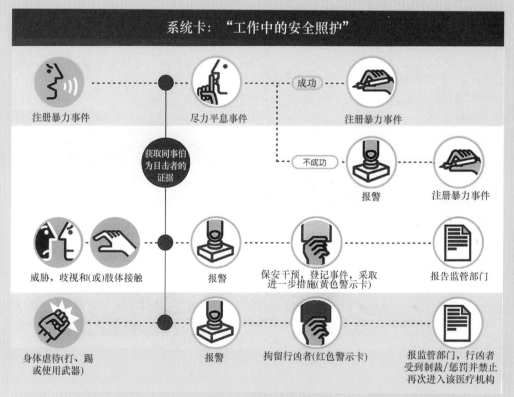

系统卡："工作中的安全照护"

注册暴力事件 — 尽力平息事件 — 成功 — 注册暴力事件

获取同事伯为目击者的证据

不成功 — 报警 — 注册暴力事件

威胁，歧视和(或)肢体接触 — 报警 — 保安干预，登记事件，采取进一步措施(黄色警示卡) — 报告监管部门

身体虐待(打、踢或使用武器) — 报警 — 拘留行凶者(红色警示卡) — 报监管部门，行凶者受到制裁/惩罚并禁止再次进入该医疗机构

欧洲工作安全与卫生机构，工作安全与卫生欧洲周，预防工作实践中的心身风险与压力，Bilbao, November 2002, p. 42.

（袁素娥　曹晓霞　翻译；张　敏　审校）

资料卡 4.3
美国如何减少工作场所暴力

美国加利福尼亚州在新生儿重症监护室引入减少同事之间暴力（"横向暴力"，lateral violence）的措施。该干预项目的核心信息是"打破沉默"和教育，分为三个阶段。

1）"提出问题"：通过1个小时的院内小组讨论和1天的院外讨论。

2）定期安排院外专家顾问和院内团队对员工进行院内外培训，并召开追踪研讨会。

3）实施一项暴力"零容忍"政策。

该项目产生了积极影响，提高了员工对于工作中人际关系的满意度，减少了抱怨。

Needham等.2008.第一届国际医疗卫生部门工作场所暴力会议论文集：一起创造一个安全的工作环境.阿姆斯特丹 Kavanah.

（袁素娥　曹晓霞　翻译；张　敏　审校）

资 料 卡 4.4
采取行动应对歧视

政策

- 制定一项达成共识的政策或草案。
  - 保障员工不因任何理由而受歧视。
  - 保障就业（不得以怀孕、患有艾滋病为由解雇员工）。
  - 保护员工秘密和隐私。

- 了解国家法律和国际公约（尤其是国际劳工组织第 111 号关于就业歧视方面的规定），依法保护自己的权利，并提供歧视发生时予以纠正的依据。

保密性

尊重并保护员工隐私和秘密，营造相互信任的氛围。员工不应泄露同事的个人信息，获取个人或医疗数据应遵循国际劳工组织保护劳动者个人数据的守则（ILO, 1997）。

教育培训

应提供政策或 CBA 相关的信息及培训，帮助劳动者了解这些议题。管理者和监督者也应加入到教育活动中，他们应接受如何实施这些政策，以及怎样支持遭受歧视劳动者的培训。

（袁素娥　曹晓霞　翻译；张　敏　审校）

第7讲:

模块5——迈向一个绿色健康的工作场所

许多人越来越关注气候变化和环境恶化及其负面影响,特别是医院,消耗大量能量并产生大量废弃物,一些废弃物是危险的,因此,医院对当地社区和大环境是一个危险源。一些参与者可能未将环境可持续性和健康工作场所相联系,那么可利用行动手册模块5中介绍印度的例子,以显示实际益处,包括节约成本。若可能,设法寻找当地类似的例子。

 目标(第2张幻灯片):

- 介绍绿色医疗卫生机构的理念。
- 识别环境改善和环保节能的机会。
- 指导制订一项工作场所绿色战略。

为什么环境问题是一个主题(第3张幻灯片)?

- 我们只有一个地球——让我们照顾它!
- 经验表明,医疗卫生机构的绿化能提高患者护理、省钱、促进生产效率,并减少对环境的破坏。

 检查要点(第4张幻灯片)

5.1	识别、评估和减少环境健康危害
5.2	实施节水措施
5.3	减少浪费,提高废弃物管理
5.4	采取措施评价并提高能效
5.5	在所有组织层面建立一项绿色战略

从这里开始,本节课程和幻灯片按顺序依次介绍每个检查要点,首先在"原因简析"中阐明采取行动是必要的,接着在"改进方法"中阐明如何实施这些行动。接下来是一些建议,用于启动对每个检查要点的提问,帮助培训者顺利完成培训课程。在某些幻灯片的演讲者备注中也有一些问题。或可根据小组和培训者的时间安排选用其他方法——培训者可能会更喜欢要求参与者提出有用的问题。向学员解释这些问题只是一个开始,个人反应——参与者将需要在自己的医疗卫生机构中开展广泛协商。

5.1 识别、评估和减少环境健康危害(第5~15张幻灯片)

问题:

√ 医疗卫生活动可产生哪些环境有害因素?
√ 能想到的在自己工作场所的一些首要有害因素是什么?

注意很多人使用化学物质。分发**资料卡5.2 在医疗机构中使用的化学物质**——允许小组阅读,必要时,对所提问题进行说明。

然后,请参与者将危害识别和评估(模块1)步骤运用到其机构已识别出的问题上。

结论:

有必要采取行动: □是 □否
作为一项优先采取的行动: □是 □否

5.2 **实行节水措施**(第16~18张幻灯片)

问题:

√ 你知道你所在机构的用水情况吗?
√ 何处用水最多?

✓ 你是否能识别出任何浪费水的工作程序？

✓ 是否与当地其他机构用水情况进行比较？

✓ 对于节水你有什么建议？

✓ 在这方面是否有良好实践的范例？

✓ 在资料卡中，哪些节水建议既实用又易管理？

分发并讨论**资料卡 5.5 节水建议**或操作手册中较简短的名单(第二点"改进方法")——这应取决于需求、小组能力及可用时间。

结论：

有必要采取行动：　　　　□是　□否

作为一项优先采取的行动：　□是　□否

5.3 减少浪费，提高废弃物管理（第 19 ～ 33 张幻灯片）

问题：

✓ 你是否知道任何适用于医疗废弃物的地方法规？

✓ 你所在机构是否有废弃物管理计划？

✓ 你如何评估目前废弃物管理的质量？

✓ 危险废弃物和非危险废弃物是否分开？

✓ 你知道你所在机构所产生的废弃物运往哪里进行最终处理？

✓ 在行动手册中，哪些废弃物管理建议显得最实用且最易管理？

✓ 在这方面是否有良好实践的范例？

✓ 为改善你所在机构的废弃物管理，需何种材料进行废弃物分类和回收？

分发**资料卡 5.6 安全管理所需的废弃物分类及其容器**。

结论：

有必要采取行动：　　　　□是　□否

作为一项优先采取的行动：　□是　□否

学习活动：废弃物分类

设备和材料：

- 活动挂图板或白板。
- 医疗机构废弃物照片。
- 磁带。

给每位参与者不同类别的医疗卫生机构废弃物的 5 张照片，请他们把照片贴在活动挂图上，对废弃物进行分类。该挂图中表示①一般垃圾桶；②尖锐废弃物容器；③感染（非尖锐）废弃物容器；④化学废弃物容器；⑤其他危险废弃物容器。与参与者共同检查结果。如有信息，你可以对处理不同类型的医疗废弃物的费用进行说明，或者，如果参与者知道处理不同类型废弃物的费用，要求他们说明。

注意：当不对废弃物进行分类，混杂的废弃物就全成为危险源，其处理和处置过程的花费更昂贵。

较快捷的替代方法：展示照片并提问哪张照片应属于哪一类。

5.4 采取措施评价并提高能效（第 34 ～ 36 张幻灯片）

这个问题的基本要点是相当有技术性的，但对哪里使用能源及能源在哪里被浪费（因此，在此处可节省资金并将其用于其他需求）的常识会有益。

问题：

✓ 对你来说，在行动手册中的哪些节能建议显得实用又易管理？在这方面是否有任何良好实践的范例？

分发**资料卡 5.7 能效**，选择一个案例研究与小组共同讨论。

结论：

有必要采取行动：　　　　□是　□否

作为一项优先采取的行动：　□是　□否

5.5 在所有组织层面建立一项绿色战略（第 37～38 张幻灯片）

问题：

- ✓ 你如何认识"绿色医院"的理念？
- ✓ "绿色医院"对你意味着什么？
- ✓ 你认为这是一个值得追求的目标吗？
- ✓ "是"的原因是什么，"不是"的原因是什么？
- ✓ 你能识别哪些需改进之处？
- ✓ 你如何决定优先事项，并把其转变为一种策略？
- ✓ 创建一个专门的"绿色团队"与用现有委员会或工作组处理环境问题有何利和弊？
- ✓ 你认为这是否将有助于你所在的医疗卫生机构制订一项绿色政策？
- ✓ 你能对现行政策或协议做一些调整吗？如果要做调整，是哪些政策或协议？
- ✓ 你会如何找出是否有任何相关的国家指南或法规作为一个参考要点？

结论：

有必要采取行动： ☐是 ☐否
作为一项优先采取的行动： ☐是 ☐否

学习活动：绿色医院任务组

设备和材料：

- ▪ 为每个小组准备白板纸和笔。

将参与者分成更小的小组，各小组代表一个被指定改善医院工作环境的医院任务组。请各小组达成一个使命和目标的优先顺序列表。

各小组向大会做报告。

替代学习活动：绿色医院目标

分发**资料卡 5.1 绿色医院的十个目标**，并将参与者分为更小的小组。各小组要选择他们优先考虑的三个目标。对于每个被选目标，他们要建议改进行动来达到目标。

各小组向大会做报告。

（王　丹　翻译；张　敏　审校）

49

资 料 卡 5.1
绿色医院的十个目标

全球绿色健康医院议程（Global Green and Healthy Hospitals Agenda）支持全球在促进卫生部门更可持续发展和提高环保意识上所做的持续努力，从而在全球范围内加强卫生系统。它为医院和卫生系统提供一个全面的框架，处处实现绿色战略的可持续性发展，并有助于改善公共卫生环境。该框架包括十个互相联系的目标。每一目标包含一系列医院和卫生系统能实施的**行动条目**。行动实施的支持性工具和资源可查询网站：www.greenhospitals.net 和 www.noharm.org。

十个目标

在该报告中充分说明了每个目标，查询网站：http：//www.greenhospitals.net/wp-content/uploads/2011/10/Global-Green-and-Healthy-Hospitals-Agenda.pdf。

1.	领导	把环境卫生的优先顺序排好。
2.	化学物质	用更安全的化学物质替代有害的化学物质。
3.	废弃物	减少、处理和安全处置医疗废弃物。
4.	能源	实施高能效、清洁、可再生能源发电。
5.	水	减少医院用水和提供便携用水。
6.	交通	为患者和员工改善交通策略。
7.	食品	购买和供应绿色成熟的健康食物。
8.	药品	安全管理和处置药品。
9.	建筑	支持绿色健康医院的设计和施工。
10.	采购	购买更安全和更可持续的产品和材料。

（王　丹　翻译；张　敏　审校）

资 料 卡 5.2
在医疗卫生机构所使用的化学物质

医护人员	化学性有害因素
保洁工	▪消毒剂和杀菌剂，清洗和抛光地板的化学物质，化学清洁剂
洗衣房员工	▪消毒剂，化学清洁剂
实验室员工	▪实验室用化学物质，如甲醛、甲苯、二甲苯或丙烯酰胺。 ▪消毒剂，如戊二醛；杀菌剂，如环氧乙烷
手术室员工	▪麻醉废气；消毒剂和杀菌剂，如环氧乙烷；化学清洁剂
药房员工、医生、护士	▪危险药物
一般员工	▪消毒剂和杀菌剂，化学清洁剂。 ▪危险药物；X-线硬化剂，如戊二醛

（王 丹 翻译；张 敏 审校）

资料卡 5.3
定　义

挥发性有机物（volatile organic compounds，VOCs）是指在室温高蒸气压条件下，形成低沸点的有机化学物质。这导致大量分子蒸发进入周围空气。VOCs 包括人造的和天然形成的化合物，某些化合物对人类健康有害或对环境造成危害。VOCs 的使用由法律规定，尤其是在浓度最高的室内，但它们很难被检测和控制。有害的 VOCs 通常不是剧毒，而是产生联合的长期健康影响。

（王　丹　翻译；张　敏　审校）

资 料 卡 5.4
用于医疗设备中的汞替代品

含汞	替代品
温度计	主要为数字的或电子的
血压测量仪（血压计）	主要为无液气压计（机械装置或数字的）
恒温器	电子的
荧光灯管	低汞含量的灯泡
电池	无汞/可充电电池
银汞合金补牙	玻璃离聚物/合成物/树酯填充
胃肠道管	含钨管

（王 丹 翻译；张 敏 审校）

资料卡 5.5
节 水 建 议

国内节水

▪ **厕所和小便池。**在老款设备上安装马桶水箱水置换装置或使用低流量设备取代低效的厕所和小便池，如使用双冲水选项的厕所和小便池。

▪ **水池和淋浴。**在适合的管道固定装置上安装减流器和增氧机，安装自动切断阀或运动传感器激活的水龙头。

加工设备

▪ 如果器械或设备损坏，则更换风冷或节水装置。

▪ **疏水阀。**疏水阀是自动阀门，从蒸汽室释放冷凝蒸汽，同时防止新鲜蒸汽损失。它们出现在很多设备（风暖和水暖、厨房、洗衣设备、消毒器、高压灭菌器等）中。有问题或失效的疏水阀会浪费水和能源。将有问题的疏水阀更换为高效、免维护的装置。放置重用冷凝水，而不是将其排放到大气中的疏水阀。

▪ **灭菌设备。**在真空和重力灭菌器上安装蒸汽冷凝阻尼系统（steam condensate tamping systems）。将灭菌器上的水引导真空设备更换为电泵。

▪ 将消耗大量水的、基于胶片的放射成像设备转换为不需水和无污染性化学物的数字成像。

▪ **显影机。**用流量控制设备更换或改造连续直流系统。

▪ **制冷设备。**从冰箱、冰柜和制冰机回收冷凝水再利用。

水的再利用

▪ **放射治疗直线加速器**（产生高能量的射线治疗癌症）。线性加速器热交换器的废水端和泵能将水送至该设备的冷却塔，并再利用于蒸发冷却。

▪ **反渗透**（reverse osmosis, RO）。反渗透过程（用于透析）产生的废水能回收用于饮用，或厕所和花园用水。

供水系统

洒水装置。最大限度减少灌溉用水（如调整洒水装置、安装潮湿天气节流阀或土壤湿度控制器）。研究雨水收集和安全储存，以及灰水再利用。

厨房

盘子清洗。仅满负荷清洗，关闭用于清洗饮料机漏水托盘的自来水（仅按需清洗托盘）。

洗衣房

若可能，且不受卫生部门限制，重新给洗衣机编程以消除额外的漂洗次数，仅满负荷清洗，或减少水量，最大限度减少每次洗涤要求的水量。

引自医疗卫生环境资源中心"节水的机会"，http://www.hercenter.org/facilitiesandgrounds/waterconserve.cfm。

美国医院通常会发现，1/4 的用水来自家务活动，即水池、淋浴、厕所——因此从这些地方开始是有意义的。同样，厨房消耗大量水，并有许多节水机会。

通过升级[改装]其蒸汽灭菌器，使其更加节水，美国华盛顿普罗维登斯圣彼得医院每天减少超过 4000 加仑（1 加仑 =3.785 升）用水。

来自网站：http://www.epa.gov/watersense/commercial/types.html#tabs-hospitals

---

（王 丹 翻译；张 敏 审校）

安全管理所需的废弃物分类及其容器

WHO 推荐的废弃物分类方案

废弃物分类	容器颜色和标记	容器分类
高感染性废弃物	黄色，标记"高感染性"和生物危害标识	能进行高压灭菌的坚固、防渗漏塑料袋或容器
其他感染性废弃物，病理和解剖废弃物	黄色，标记生物危害标识	防渗漏塑料袋或容器
锐器	黄色，标记"锐器"和生物危害标识	防刺穿容器
化学品和药物废弃物	棕色，贴上适宜危险标识的标签	塑料袋或硬质容器
放射性废弃物	贴上放射性标识的标签	铅盒
一般医疗废弃物	黑色	塑料袋

WHO 手册，医疗卫生活动的废弃物安全管理，第 2 版，2013（79 页）。

（王　丹　翻译；张　敏　审校）

资 料 卡 5.7
能 效

节能意识的提高：印度，孟买，Jeejeebhoy 医院，Jamshedji 先生。

这家医院是东南亚历史最悠久、规模最大的医院之一。2001 年，响应印度总理的节能号召，医院管理当局发起宣传活动提高节能意识，以减少整个医院的能耗。该活动包括标语、海报和其他工具。

在医院范围内也实行适度节能措施，包括系统性关闭办公设备，在医院走廊白天使用自然采光，堵住空调系统的泄漏。从 2002 年至 2004 年，该项目总共节能 812 000 千瓦时，节省成本 90 000 美金。现在，员工们考虑采取更多节能措施，包括太阳能热水器和节能照明。

能效教育：古巴，关塔那摩，医院普通医生 Agosthino Neto。

2006 年，一项对医院总能耗的审查准确地查明医院能源使用方面的 30 个问题。

迄今，已处理和解决其中的 23 个问题。总体而言，医院已实现减少 21% 的能耗的成就归功于全院范围的员工教育活动，以及包括医生、锅炉操作员和洗衣人员在内的全员参与。

卢旺达的替代能源采购：在 Mulindi、Rusumo、Rukira、Nyarabuye 和 Kirehe 诊所的合作伙伴。

由于卢旺达仅有 5% 具备电网，**健康伙伴组织**（Partners in Health, PIH）面临使用柴油动力来运转东卢旺达的 5 个诊所或使用替代能源的选择。由于柴油燃料昂贵、有污染且不可靠，PIH 转而求助**太阳能照明基金**（Solar Energy Lighting Fund, SELF）。SELF 为 5 个诊所开发了太阳能柴油混合动力系统。目前，诊所 90% 的能源由太阳能提供，柴油仅作为备用。

健康的医院 – 健康的星球 – 健康的人：解决医疗卫生机构的气候变化。WHO 和**无伤害医护组织**（Health Care Without Harm）公布的一篇草案。

（王 丹 翻译；张 敏 审校）

第8讲：

模块6——医护人员的骨干作用：招聘、支持、管理和留用

本节可能是最具挑战性的内容，取决于对各类医护人员的组合或管理、他们的观点和态度。关键信息是员工的工作环境、总体健康状况及他们的健康与安全，这些是医疗卫生机构提供优质医疗卫生服务能力的核心要素。对于每一个检查要点，你先确保参与者理解"为什么"要这么做，再继续到"如何做"的环节。

如果时间充裕，用案例研究6.1开展小组讨论。如果不充裕，可让小组参考行动手册中的案例研究。

 目标（第2张幻灯片）：

■ 解释良好规划、支持性监督及磋商管理对员工招聘、留用和绩效的影响。
■ 举例说明可操作性的改进方法。

这为什么成为一个主题（第3张幻灯片）？

■ 医务人员是医疗卫生机构提供医疗卫生服务的心脏，也是其最有价值的资源。
■ 良好的人力资源管理始于透明的招聘实践、清晰的职位描述、公平的合同和适当的培训。
■ 通过确保一个建设性的劳资关系和支持性的工作环境，留住医务人员，节省了招聘和培训成本，避免了经验和管理制度的流失及生产力的异常波动。
■ 医务人员是稀少且珍贵的资源：据世界卫生组织估计2006年全球医务人员缺口超过430万。

医务人员短缺的原因是复杂的，从大量医务人员因恶劣的工作和生活条件离开医疗行业或移民，到农村地区基础设施的缺乏、国家卫生部门培训能力不足或缺少就业机会都是构成国家卫生人力短缺的原因。

一篇关于非洲卫生人力短缺的文献综述发现人力资源管理欠佳，无效率和不恰当雇佣员工，卫生技能不能满足卫生之需，以及健康和安全状况不佳是医务人员短缺的主要原因。

 检查要点（第4张幻灯片）

6.1	根据医护人员需求制订长期规划，并配有明确工作描述
6.2	为医护人员配备必要的盥洗、更衣、休息和用餐设施
6.3	提供非货币性福利及在职培训
6.4	提倡沟通、团队合作和支持性监管
6.5	制订合适的合同规程、申诉程序和处罚制度，并确保在执行过程中透明、平等

从这里开始，本节课程和幻灯片按顺序依次介绍每个检查要点，首先在"原因简析"中阐明采取行动是必要的，接着在"改进方法"中阐明如何实施这些行动。接下来是一些建议，用于启动对每个检查要点的提问，帮助培训者顺利完成培训课程。在某些幻灯片的演讲者备注中也有一些问题。或可根据小组和培训者的时间安排选用其他方法——培训者可能会更喜欢要求参与者提出有用的问题。向学员解释这些问题只是一个开始，个人反应——参与者将需要在自己的医疗卫生机构中开展广泛协商。

6.1 根据医护人员需求制订长期规划，并配有明确工作描述（第 5 ～ 10 张幻灯片）

问题：

✓ 你的机构的员工流动率是否可与该地区其他机构相比？

✓ 你是否监测过员工自愿离职的原因？

✓ 是否有一个员工计划或根据需要做出任命？

✓ 你用什么标准来估测各类员工的需求？

✓ 你如何起草职位描述？

✓ 你是否在起草职位描述和招聘前进行岗位分析？

✓ 是否已与所有医护人员都磋商过他们的职位描述？

✓ 他们是否都知道应做什么、如何做、必须向谁报告？

✓ 他们是否意识到工作相关的权利和责任？

案例研究 6.1 描述了南非所采取的留住员工的措施。**案例研究 6.2** 展现了澳大利亚和美国为改善医务人员 - 患者比率所采取的措施。这对于很多没有这样资源的地方而言也许不是一个具有可操作性的最佳选择，但是你仍然会发现它在讨论问题和感觉参与者工作场所的处境方面是有用的。如果课程时间充裕，还有一个**职位描述的小组作业**建议练习。

结论：

有必要采取行动： □是 □否
作为一项优先采取的行动： □是 □否

6.2 为医护人员配备必要的盥洗、更衣、休息和用餐设施（第 11 ～ 13 张幻灯片）

问题：

✓ 模块中描述的设施哪些是你的工作地点可以提供的？

✓ 设施缺失的原因可能有哪些？

✓ 在满足生理需要方面，员工是否得到充分支持？

✓ 在你的工作场所的这类实际安排中，员工们最欣赏的是什么？

✓ 这些设施是否被管理层视为一项权利或特权、一项成本或投资？

结论：

有必要采取行动： □是 □否
作为一项优先采取的行动： □是 □否

6.3 提供非货币性福利和在职培训（第 14 ～ 16 张幻灯片）

HealthWISE 假定工作场所不能决定工资的制定，因此，工作场所专注于实物福利。此处将培训引进作为一种福利，但是机构的培训需求也应纳入员工配置计划中加以考虑。

问题：

✓ 你提供哪些实物福利？

✓ 你是否利用这些实物福利补充工资、提供激励或奖励绩效？

✓ 是否利用了以上所有这些方法，或一个都没有采用？

✓ 是否所有员工都能得到福利？

✓ 是否所有员工都知道如何获得奖励？

✓ 如何奖赏或认可良好的绩效？

✓ 员工培训是否可以满足该机构的需要？

✓ 是否有一个培训计划或策略？

✓ 员工如何看待培训机会？

✓ 依据什么挑选员工参加培训？

结论：

有必要采取行动： □是 □否
作为一项优先采取的行动： □是 □否

6.4 提倡沟通、团队合作和支持性监管（第 17 ～ 18 张幻灯片）

问题：

✓ 支持性监管的概念是否清晰无误？

✓ 你在工作场所是否感受已经实施支持性监管？

✓ 如果不能感受到，它是否有助于向这个方向发展?

  ✓ 你如何评价你的工作场所的信息交流?

  ✓ 你的工作场所信息流通如何,是否及时有效?

  ✓ 你是否有一个沟通战略?

  ✓ 你确定你的团队优势是什么?

  ✓ 哪种水平(单元、部门、机构)的团队是最强的?

  ✓ 你采取哪些步骤提升团队精神?

在你进入下一检查要点前,分发**资料卡 6.3　建设团队与创建团队精神的好招**,请小组阅读团队建设的好招,在上课期间某个时点选择一个活动进行尝试。

结论:

有必要采取行动:　　　　　□是　□否

作为一项优先采取的行动:　□是　□否

6.5 制订合适的合同规程、申诉程序和处罚制度,并确保在执行过程中透明、平等(第 19 ~ 22 张幻灯片)

问题:

  ✓ 你知道你的医疗卫生机构是否有不同种类的合同?

  ✓ 如何签订合同及评估合同?

  ✓ 是否与工会或相关的职工代表磋商?

  ✓ 合同、申诉程序、处罚措施是否公平透明?

  ✓ 员工是否能理解上述措施?

  ✓ 员工是否认为他们被公正对待?

  ✓ 如果有员工报告一个申述,你会采取什么行动措施?

  ✓ 现有申诉程序(如有)是否足以应对大多情况下出现的情况?可有哪些改进措施?

结论:

有必要采取行动:　　　　　□是　□否

作为一项优先采取的行动:　□是　□否

(解　晨　孙　建　翻译;张　敏　审校)

<table>
<tr><td>

案例学习 6.1：
员工留用 —— 南非

现状： 高技能的卫生专业人员流向私人部门和其他有竞争力的用人单位。

行动： 2007 年签订了一份关于职业具体分配（Occupational Specific Dispensation，OSD）的集体谈判合同。OSD 承认在公共服务领域人力资源缺乏，包括护士、助产士、医生、放射线技师、物理治疗师、药剂师。它提供更高的工资和改善的薪酬政策以将他们留在公共部门，对稀缺的专业和有多年临床经验的医护人员给予额外的认可。这份集体合同包括以下几个要素：

- 每个职业有独特的工资结构。
- 中央决定的分级结构和广泛的职位描述。
- 根据核心竞争力、经验和绩效提供职业机会。
- 工资水平内的薪酬递增。

结果： 该系统已成功招聘护士和其他稀缺的卫生专业人员回到南非的公立医疗部门工作。

成本和可持续性： 该系统所需的额外资金来自于国家，这些年来该系统正逐步适应所有卫生专业人员和国家其他公职人员，如教师。

南非公共服务谈判委员会（PSCBC）和公共卫生与社会发展部门谈判委员会（PHSDBC）http：//www.pscbc.org.za/content.aspx?PageID=168。

（解 晨 孙 建 翻译；张 敏 审校）

</td><td>

案例学习 6.2：
增加护理人员与患者的比例

现状： 护士通常因为工作负荷大而离开公共医疗卫生服务，而导致护士人员不足，进而导致了护士与患者比率下降的恶性循环。

行动： 在 2001 年，澳大利亚维多利亚州在所有公共部门机构实施强制性最低护士/患者比率；这一核心比率是 5 名护士照顾 20 名患者。这一最低比率的变化要满足不同单元和班次的需求，例如，在妇产科，负责白班是 1：5＋1，负责夜班是 1：6；如在恢复室照顾失去意识的患者，该比率是 1：1。

美国加利福尼亚州在 1999 年通过立法，在未来 5 年逐步实现建立最低护士/患者比率，根据医疗科室（病室）确定这一比率的多少。

结果： 澳大利亚维多利亚州自这一比率实现以来的改进报告称：

- 医院额外招聘了 3000 多名护士。
- 员工流动率、缺勤率降低。
- 护校增加 25% 的就读者。
- 国家政府批准了更大的公共项目。

成本和可持续性： 因为员工规模增加，产生成本也相应增加。澳大利亚的案例中找不到相关数据，但加利福尼亚例子的数据显示护士的工资预算上升了 1.7%。这个比率一直保持至今。

ICN 护士情况说明书：患者比率；戈登 S. 2007 和科夫曼，J.M.；西戈，J.A. & Spetz, J.（无日期）。加利福尼亚州急诊医院最低护士患者比率。

（解 晨 孙 建 翻译；张 敏 审校）

</td></tr>
</table>

资料卡 6.1

积极的作业环境——为优质医护提供高质量的操作环境

这是一个**优质医护工作场所**主要特征的检查表,其设计作为一个工具评估操作环境的优势和劣势,并发展适当的战略。这些包括所有有关的用人单位、劳动者和管理者的权利和责任。相互尊重和相互体谅应作为组织文化的基本要素加以建设并严格维护。

专业认可

■承认医护人员全方位的核心竞争力并提供完全实现这些核心竞争力的自主权。

■增强对工作实践和工作节奏的专业控制。

■承认和奖励员工的贡献 / 绩效。

■定期评估员工满意度,按产出进行评价。

有效的管理实践

■承诺提供公平的机会和公正的待遇。

■提供足够和及时的报酬,与其教育、经验和个人的专业责任相称。

■维持有效的绩效管理体系。

■提供体面、灵活的福利待遇。

■请医护人员参与影响其医疗操作实践、工作环境和患者医护的计划制订和决策。

■鼓励开放的交流、联合领导、团队工作和支持性关系。

■培育一个互信、公平和尊重的文化氛围。

■采纳鼓励报告职业不端或违法 / 违规行为的政策和程序。

■提供清晰而全面的职业描述 / 说明书。

■推动决策程序的透明化(在适用处)。

■确保合适、有效的申诉 / 抱怨程序。

■示范有效的管理和领导实践。

支持性结构

■在健康和工作环境方面投入。

■培育用人单位 / 医护人员 / 同事 / 患者之间的积极关系。

■按照法律要求确保安全的作业条件。

■提供足够的设备、物资和后勤人员。

■鼓励员工参与工作设计和工作组织的持续评估和改进。

■通过制订公平、可控的工作负荷、岗位需求 / 压力及弹性工作时间安排的政策和程序,促进一个健康的工作和生活的平衡。

■提供就业保障和工作可预测性。

■确保员工的医疗卫生实践符合一个最高的伦理规范。

■准确无误地交流和执行标准操作规程。

■定期审查实践和和核心竞争力。

教育机会

■支持职业训练、发展和职业晋升的机会。

■为新员工提供全面的入职培训。

■培育有效的指导者、带教老师和同行教练计划。

■职业健康与安全。

■遵守安全的人员编制规定。

■制订职业健康、安全和福利政策和规划,以及解决工作场所的职业性有害因素、歧视、身体暴力和精神暴力及与个人保障相关问题。

国际护士理事会(2007),**积极的作业环境:工作场所的质量 = 患者医护的质量**。信息与行动工具包。

(解 晨 孙 建 翻译;张 敏 审校)

资 料 卡 6.2

岗位描述的常规要素

岗位名称：

部门： 完成工作的组织部门或单元。

职位汇报对象： 部门经理或主管。

角色和主要责任： 部门或单元内部的功能，包括管理功能和与其他人或部门的合作功能。

具体任务：日常工作任务。

技巧与能力：具体工作要求，例如，重症特别护理、助产、部门管理的必要技巧，或专业设备维护的技巧以及一般技巧，如良好的沟通技巧和记录技巧等。

资格：包括教育程度、专业培训、法律授权和专业协会的资质认证。

经验和其他要求：最低的实践经验，特殊的工作要求，如管理项目的能力或独立工作的能力。

（解 晨 孙 建 翻译；张 敏 审校）

建设团队与创建团队精神的好招

■与所有工作单元磋商，探求他们想要建立怎样的工作团队。

■鼓励团队内部定期召开短会帮助他们更好地合作。

■团队可在一定程度上从如何自主分配工作任务中得益。

■为员工组织研讨会交流技巧和具体工作经验。

■为员工提供工作之外的共同活动的机会。

■考虑引入团队建设训练。这些训练既有趣又有助于改进交流和建立彼此的信任感。如果引入定期会议而不是一年举行一次或两次的话，这些训练会更加有效。下图方框里是一些简单训练的例子，网络上有更多例子，或你自己想出很多可行的方法。

自我标识：要求每人大致设计一个他们认为能反映自己的标识，然后让团队猜每个标识分别是哪个人的。

团队是什么？ 要求团队里的每人以"TEAM"为首字母缩略词造一个句子（例如，整个就是疯玩 Totally Entertaining And Manic）！

展示：邀请团队成员简要地展示一个不经意的话题，如一种钟爱的颜色或喜爱的运动队。

背对背绘画：把你的团队分成两人一组，背对背坐在一张椅子上。请每张椅子上的一个人想一个形状，或者给他们一幅画。这个人必须向他的搭档口头描述如何画出这个形状——不明确告诉对方是什么图形。当他们完成之后，请每一组比较原图形和他们实际画出的图形。

两个事实和一个谎言：要求团队中的每一个成员写下两件关于他们的事实和一个谎言，其他人可提问，然后猜哪一个是谎言。*注释*：这个活动只能进行几分钟，这样每次只能由一个人提问，该项活动只花费几分钟时间。

绝境求生演练：这个训练迫使你的团队通过沟通，达成一致意见以确保"生存"。告诉你的团队，他们的飞机将要撞毁在大洋中。每个人在救生艇上都有一个位置，他们要在岛上生存将需要十件以上的物品。要求团队选择他们想要携带的物品。他们如何决策？他们如何排列或评价每件物品？

（解 晨 孙 建 翻译；张 敏 审校）

第9讲

模块7——工作时间和家庭友好型的措施

该模块涵盖的内容非常丰富。根据培训时间安排，可以考虑将此模块分为两个部分培训，这样以免时间安排过于紧张。请注意，已经将该模块的幻灯片分成两个部分，以方便培训：第一部分包含工作时间（检查要点7.1～7.3）和第二部分包含家庭友好型的措施（检查要点7.4和7.5）。

目标（课件1，第2张幻灯片）：

展示不同组织工作时间的方式，以实现如下目标。
- 帮助建立能改进安全、效率和医疗卫生服务的工作时间计划。
- 考虑员工需要，以平衡工作与私人生活和履行家庭责任之间的关系。

为什么工作时间是一个主题?

（课件1，第3～4张幻灯片）

工作时间实际上是关于工作场所卫生和安全的拓展：通过合理地安排工作时间支持员工的健康，提高他们的健康和绩效，以及治疗护理患者的质量。

最佳的组织工作时间意味着以下几点。
- 员工伴随着很少的压力状态、较低的患病率及更好的出勤率。
  - 更一致的工作产出。
  - 更少的加班成本。
  - 减少意外事故、改善患者安全和医护。

☑ **检查要点**（课件1，第5张幻灯片）

7.1	管理好工作时间可以减少加班，并尽量减少无规律的工作时间表
7.2	确保所有员工有足够的休息时间，并且将加班时间保持到最短
7.3	采用弹性工作时间和休假安排
7.4	安排工作时间计划时，统筹考虑员工的家庭和社会责任
7.5	提供产期保护和产假，包括安排母乳喂养相关事项

尽管课件2包括检查要点7.4和7.5，但在下面给予了注释。

从这里开始，本节课程和幻灯片按顺序依次介绍每个检查要点，首先在"原因简析"中阐明采取行动是必要的，接着在"改进方法"中阐明如何实施这些行动。接下来是一些建议，用于启动对每个检查要点的提问，帮助培训者顺利完成培训课程。在某些幻灯片的演讲者备注中也有一些问题。或可根据小组和培训者的时间安排选用其他方法——培训者可能会更喜欢要求参与者提出有用的问题。向学员解释这些问题只是一个开始，个人反应——参与者将需要在自己的医疗卫生机构中开展广泛协商。

7.1 管理好工作时间可以减少加班，并尽量减少无规律的工作时间表（课件1，第6～11张幻灯片）

分发7.1 资料卡 欧盟工作时间指令——请求评论列表的主要条款：在多大程度上适合参与者的工作场所的安排?

只有你认为需要时，分发7.2 资料卡 轮班模式的提醒。

问题：

✓ 什么样的工作时间安排有效？还有哪些可以改进之处？

✓ 在设计轮班表方面，与员工磋商或员工参与到什么程度？

✓ 在员工参与设计工作时间安排方面，参与者的意见是什么？征求上倒班和夜班员工的意见，在演示第8张幻灯片"减少轮班的负面影响"之前，寻求参与者自己的建议。

✓ 最后，还需要关注的一点是非常规工作时间，或者是否提前将这些精心规划好？

在此期间不要讨论休息时间，因为下一检查要点讨论工作时间。

结论：

有必要采取行动： ☐是 ☐否

作为一项优先采取的行动： ☐是 ☐否

7.2 确保所有员工有足够的休息时间，并且将加班时间保持到最短（课件1，第12～15张幻灯片）

问题：

✓ 解释欧盟指导有关休息时间的建议。这些是否和参与者的经历一致？

✓ 他们有关休息时间的重要意见是什么？

✓ 疲劳的后果是什么？

✓ 是否可以避免加班？

✓ 他们工作场所加班的时间是多少？可以减少吗？如何减少？

吸引参与者注意有关德国海德堡行动手册的例子及管理加班的方法。

结论：

有必要采取行动： ☐是 ☐否

作为一项优先采取的行动： ☐是 ☐否

7.3 用弹性工作时间及休假安排（课件1，第16～19张幻灯片）

注释： 某些理念对于参与者是新的，因此要花时间去解释由此他们将得到的益处。尽量找一个有弹性工作时间经验的员工来讲述自己的观点。

学习活动

角色扮演：分成3～4人一组。

每组有下列人物角色。

■ 一名请求转变为兼职或压缩工作周或弹性工作时间的员工。

■ 抵制的经理。

■ 工会代表。

每个人花5分钟来考虑他或她的论点，然后每个表演者开始针对员工的请求开始谈判，15分钟后停止。

每组另外设一个观察者，该观察者在角色扮演的过程中做笔记，给予每个人反馈陈述观点的结果或者陈述观点的方式，以及观察整个谈判过程：哪些做的较好？哪些还需要改进？（5分钟）

然后小组在全体会议上报告和交流他们演练时的感受。他们能否达成协议，找到一个临时解决方案或者干脆就是没有建设性的对话？

询问参与者在他们担任各自的角色的感受，无论是管理者、员工还是工会代表，在实际生活中如何去应对这种情况。

问题：

✓ 有哪些弹性工作时间的例子？

✓ 它们可能的优缺点是什么？

结论：

有必要采取行动： ☐是 ☐否

作为一项优先采取的行动： ☐是 ☐否

分发资料卡7.3轮班作业的医务人员小贴士（私人阅读和培训课后使用）和资料卡7.4 管理工作时间的一般要点，采用头脑风暴法讨论找出参与者的意见，他们相信哪点是最重要的。

使用课件 2 检查要点 7.4 和 7.5，如可能，在第二节讲解。

为什么家庭友好型措施和孕妇保健是一个主题
（课件 2，第 3 张幻灯片）**?**

从显而易见处开始，不能把工作和家庭隔离，这两者都是个人生活极其重要的方面，因此尽可能使两者和谐是有意义的，介绍家庭友好型的措施包括孕妇保健有以下优点。

▪ 可改善工作关系、鼓舞员工士气和提高工作满意度，减少员工缺勤和员工流失。

▪ 便于吸引和留住优秀员工。

▪ 提升平等就业机会并减少性别歧视。

▪ 有助于维持员工及其家庭健康和收入，促进当地社区的繁荣与幸福。

7.4 安排工作时间计划时，统筹考虑员工的家庭和社会责任（课件 2，第 4 ～ 8 张幻灯片）

问题：

√ 不了解员工的需求是难以做好计划的，因此提问由此展开。

√ 有多少员工要履行家庭照顾责任？

√ 有多少员工上班路途远？

√ 其中有多少是单身父母？

√ 目前已经配备什么设施或做出安排，例如，灵活的工作时间和休假安排，或儿童护理，以上哪项能帮助员工？

√ 做出什么改进将对该领域最有帮助？

你也许要颇费精力处理根深蒂固的性别角色定位和责任的观点，而不是直接去试图改变某个人，鼓励其他参与者表达不同的观点。

讨论该行动指南中法国比尤利儿童护理安排的例子。帮助参与者寻求到成功的关键是集中各种资源，在任何条件下都可有所作为。

结论：

有必要采取行动：　　　　　　□是　□否
作为一项优先采取的行动：　　□是　□否

7.5 提供产期保护和产假，包括对母乳喂养相关事项（课件 2，第 9 ～ 19 张幻灯片）

你也许反对产假、育婴假，请开诚布公地讨论它的益处，包括使家庭中父母的关系更加紧密；它也有助于对母乳喂养的理解及建议。

问题：

√ 适用于该领域的法律有哪些？

√ 这些法律是否已经融入到工作场所的政策和实践中？

√ 你是否有女性工作人员由于缺乏孕期保护、哺乳管理、幼儿照顾的措施而流失的证据？

√ 有什么简单的措施来改善工作环境，以便于未来的哺乳期妇女？

结论：

有必要采取行动：　　　　　　□是　□否
作为一项优先采取的行动：　　□是　□否

（邹艳辉　翻译；张　敏　审校）

资 料 卡 7.1
欧盟工作时间指令

欧盟工作时间指令（Directive 2003/88/EC of 4 November 2003）将工作时间定义为"依照国家法律和（或）国情，劳动者完成任何由用人单位所布置的工作任务所从事的活动或履行职责的工作期间"。将休息期定义为"非工作时间的任何期间"。没有中间类别。

工作时间是就业最重要的方面之一。欧盟已经通过立法干预改善就业状况和员工的健康与安全，该指令规定适用于所有部门的活动，同时包括公共或私有单位，其主要规定如下。

▪ 每周最长平均工作时间为48小时，包括加班（以4个月为一个参考周期计算）。

▪ 每24小时平均8小时工作时间的限制，对夜班工作人员定义为"每24小时夜班作业时间至少工作3小时的劳动者"。

▪ 连续6小时工作后一次中间休息时间。

▪ 至少每24小时内有连续11小时的休息期，且每7天期间有连续35小时的休息期。

▪ 规定每年至少有4周带薪年假，要在当年休完，不能将假期折算成报酬，除非劳动者就业终止或短期临时工可以转成报酬支付。

备注：**加班工作**是指由员工正式申请、已经管理部门批准、超过标准工时的工作。这并非是员工的常规工作周，在这期间雇员可能需要得到补偿。一个**参考期间**是指由法律或协议规定的一个期间，在该期间可以计算每周平均工作时间。**临时工**是指持有临时雇佣合同的员工，通常只获得有限的福利待遇和很少或根本没有就业保障。

欧盟工作时间指令网址：http://eur-lex.europa.eu//en/index.htm

（邹艳辉　翻译；张　敏　审校）

资料卡 7.2
轮班和轮班表的提示

作业班次

固定班：该班次覆盖一样的工时，每天在一个明确的时段内，有相同的开始／结束时间。

倒班：班次周期性轮流交替。例如，ICU 护士第一周的当班时间是从上午 8 点到下午 3 点，第二周的当班时间是从下午 3 点到晚上 11 点，第三周的当班时间是从晚上 11 点到次日 7 点。但是由于交通限制或路途远，一些医护人员更喜欢上 12 小时的长班，特别是夜间喜欢上长班。用人单位经常采用轮班作业，因为轮班对所有员工都公平，而另一方面，轮班作业可能导致更多健康风险。轮班作业涉及计划制订、排班和尽早通知医护人员，以便他们能支配自己的时间并履行家庭责任。

顺时针轮班：建议顺时针轮班，次序为上午班、下午班、晚班，因为按照人体生物节律依次上班较逆向时间上班好，而且顺时针轮班颇为受欢迎是因为在两次当班之间有更长间隔。

轮班表：指按一定顺序安排好轮班者姓名、所上班次及其具体任务的排班表；医护人员在当班履行职责前，应能定期提前拿到轮班表，并使身体处于良好状态。

（邹艳辉　翻译；张　敏　审校）

资 料 卡 7.3
轮班作业的医务人员小贴士

饮食及饮食模式
- 医护人员如上下午班，应在每天正午进餐，而非在工作班的中途进餐。
- 医护人员上夜班时，在整个班中饮食应清淡，早餐应节制。
- 吃饭时要放松并留时间消化。
- 多喝水。
- 少食高盐食物。
- 少食高脂肪食物。
- 保持规律的饮食习惯，膳食要均衡。
- 日常均衡地进食蔬菜、水果、瘦肉、家禽、鱼、奶制品、谷物及面包。
- 避免过度使用抗酸药、镇静剂和安眠药。
- 将咖啡因和乙醇减至最少。
- 避免食用快餐和自动售货机食品。

睡眠
- 确保你的家人和朋友都了解并体谅你的睡眠时间和需求。
- 确保你在白天睡觉时有一个舒适、安静的地方。
- 空调、电话答录机、泡沫耳塞及良好的百叶窗帘都可能提高员工睡眠的环境质量。
- 在睡前腾出时间安静地放松（**阅读、呼吸运动、肌肉松弛法等**），以促进更好的睡眠。
- 按固定时间表的时间睡觉，有助于建立睡眠习惯，并更易在白天睡着。
- 避免睡前剧烈运动，因为身体的新陈代谢将持续升高数小时，这会使人难以入睡。
- 如果躺一个小时后还未能入睡，读一会书或听舒缓的音乐。
- 如果还无睡意，重新安排时间，当天睡晚点。

社会活动
- 安排每天至少和家人进餐一次；这有助于保持沟通渠道通畅，并促进良好的饮食习惯。
- 和其他轮班员工及他们的家人一起参与社交活动，这有助于将轮班作业对社交活动的影响降到最小。
- 每天与伴侣及孩子们保持联系。
- 留出时间仅与伴侣相处。
- 仔细计划家庭活动；家庭关系弥足珍贵（如可能，提前安排好休息日）。
- 密切关注身体健康；一个定期锻炼计划，有助于自我调节轮班作业所致的负面影响，并有助于提高睡眠质量和数量。
- 练习减压方法。
- 把安排活动标注在一个日历上。
- 把工作区分为轻重缓急，每次只处理一件任务。

摘自：健康的影响及解决方案，安大略省员工职业健康诊所，2005 年修订。

网址：http://www.healthunit.org/workplace/Toolkits/Shift%20Work/OHCOW-Shiftwork.pdf

（邹艳辉 翻译；张 敏 审校）

资 料 卡 7.4
管理工作时间的一般要点

- 员工参与制订计划，允许员工选择。
- 精心设计作业班次以获得最佳生产力。
- 预防长时间工作。
- 限制加班。
- 管理好夜班作业。
- 确保足够的休息时间。
- 实行弹性工作时间制。
- 促进在工作时间方面男女平等。
- 将个人的 / 家庭责任纳入考虑并对怀孕及看护劳动者做出具体规定。

源自：ILO（2007）.体面工作时间——平衡劳动者与工作要求。

可查：http://www.ilo.org/wcmsp5/groups/public/---ed_protect/---protrav/---travail/documents/publication/ wcms_145391.pdf

（邹艳辉　翻译；张　敏　审校）

第10讲：
模块8——设备、物资的选择、储存和管理

能及时地获得适宜的、性能良好的设备和物资，是保证有效医疗卫生服务的一个关键因素。

目标（第2张幻灯片）：

- 通过以下方面对选择、储存和管理的每一个环节进行检测和评价，包括以下方面。
  - 需求评估。
  - 选择适合的设备、物资。
  - 库容管理、库存量控制和设备维护。
  - 确保医护人员知道如何使用仪器设备、合理存储和控制库存量。
- 将设备和物资选择、储存和管理过程中的不同环节有机地连接起来，并展示一个综合的系统是如何改善流程和效率的。

本模块的重要性（第3张幻灯片）？

材料、设备和其他物资是医疗卫生服务中花费较多的一个组成部分。

正确的储存和控制库存量，可以

- 便捷地获取物件，从而确保工作流程顺畅，并节省时间。
- 防止因储存过程中物件丢失而影响医疗卫生服务提供。
- 促进工作场所安全。
- 避免库存过量导致资金积压。

本模块关注的是非常有操作性的一些主题，让参加者意识到在其所在机构中采取这些改进措施大有裨益并不难。需要指出的是整理货物和储存并不取决于资源。参与者可能会对一项调查案例感兴趣，该调查发现英国的几家医院都储存了不少过期和无用的货物。

总结或分发**资料卡 8.1**

可能需要检查参与者对货物和储存综合系统的概念是否熟悉，以及是否能掌握这种方法。确保能解释第 6 张幻灯片的图片，并预留讨论时间。

检查要点（第4张幻灯片）：

8.1	制订计划以满足所有部门有关设备、物资的需求
8.2	在能购买到和可负担的基础上，选择最安全和最适宜的设备
8.3	提供稳固的、安全的、标识清楚的空间来储存所有的物件
8.4	建立一套库存盘点及维护系统，并包含有害因素控制
8.5	对员工进行设备安全使用和维护的培训，特别是新产品或新模式的培训

从这里开始，本节课程和幻灯片按顺序依次介绍每个检查要点，首先在"原因简析"中阐明采取行动是必要的，接着在"改进方法"中阐明如何实施这些行动。接下来是一些建议，用于启动对每个检查要点的提问，帮助培训者顺利完成培训课程。在某些幻灯片的演讲者备注中也有一些问题。或可根据小组和培训者的时间安排选用其他方法——培训者可能会更喜欢要求参与者提出有用的问题。向学员解释这些问题只是一个开始，个人反应——参与者将需要在自己的医疗卫生机构中开展广泛协商。

8.1 制订计划以满足所有部门有关设备、物资的需求（第 5 ~ 8 张幻灯片）

问题：

✓ 所在的医疗卫生机构是如何评估设备和物资的需求？

✓ 是否有足够的设备并能满足所有单元和部门的需求？

✓ 最近一次列出遗失或故障清单是什么时候？

✓ 在进行需求评估时，相关工作人员是否将患者的安全、护理的职责，以及职工的安全和健康作为一项优先采取的行动考虑？

✓ 你是否已经辨识出哪些设备被正确操作并受欢迎吗？

对物资供应（从绷带、药品到清洁工具、打印纸）重复以上问题。

结论：

有必要采取行动： ☐是 ☐否
作为一项优先采取的行动： ☐是 ☐否

8.2 在能购买到和可负担的基础上，选择最安全和最适宜的设备（第 9 ～ 11 张幻灯片）

问题：

（注：该部分仅适用于采购负责人）

✓ 选择仪器设备和物资供应的标准是什么？

✓ 是否有因不良操作或错误操作设备导致事故的案例？

✓ 除了价格和可及性外，在保证患者的安全、护理的责任、员工安全和健康的同时，是否也考虑到当地资源和适宜技术？

分发资料卡 8.3 澳大利亚维多利亚州采购委员会指南 2007。

结论：

有必要采取行动： ☐是 ☐否
作为一项优先采取的行动： ☐是 ☐否

8.3 提供稳固的、安全的、标识清楚的空间来储存所有的物资（第 12 ～ 16 张幻灯片）

问题：

✓ 目前仓储管理状态如何？

✓ 是否有足够的储存空间？

✓ 储存地点是否合适？

✓ 所有物资是否都可用并都在有效期内用？

✓ 当需要时，所有物资是否都能马上找到并快速取出？

结论：

有必要采取行动： ☐是 ☐否

作为一项优先采取的行动： ☐是 ☐否

8.4 建立一套库存盘点及维护系统，并包括有害因素控制（第 17 ～ 18 张幻灯片）

问题：

✓ 是否建立了一套系统用以登记货物数量，并确保及时更新？

✓ 储存系统与库存盘点是否关联？

✓ 库存盘点内容是否延伸到检查设备、物资的质量和性能？

✓ 是否有一套维护计划？

✓ 是否有因不良操作或错误操作设备导致事故的案例？

分发资料卡 8.4 库存控制的类型；资料卡 8.5 库存控制任务，以及资料卡 8.6 设备维护计划表。

结论：

有必要采取行动： ☐是 ☐否
作为一项优先采取的行动： ☐是 ☐否

8.5 对医护人员进行设备安全使用和维护的培训，特别是新产品和新模式的培训

问题：

✓ 目前提供了哪些类型培训种类？

✓ 这些培训是否覆盖所有设备和所有使用设备的医护人员？

✓ 当使用新设备时，是否会系统地对使用者进行培训？

✓ 有无因不良或错误操作设备而导致事故的案例？

✓ 有无因不良操作导致设备过早报废和损坏的案例？

✓ 同时辨识出哪些培训是医护人员感兴趣的和觉得有用的培训及从中能学习到哪些经验。

结论：

有必要采取行动： ☐是 ☐否
作为一项优先采取的行动： ☐是 ☐否

在本节的最后，分发**资料卡 8.2 供应管理和存货控制表**，方便参与者们以后使用。留出足够时间供参与者就如何理解和如何适应当地情况进行提问。

（李　祈　翻译；张　敏　审校）

资 料 卡 8.1
英国的库存控制问题

通过更好的库存控制能减少浪费，显著节约资金。在一项 2010 年对英国 5 家医院的调查中发现，过期的医疗物品全部都放置于货架上；其中一家医院的部分医疗消毒物品早在 2002 年就过期了。

把医院里多达 20% 的无用储存物移走，有助于解决空间不足和保护患者的安全。一些旧的库存可用于培训而免于丢弃。另外一项由英国医疗保健和《护理杂志》进行的调查发现，63% 的护士和 56% 的医生把实时库存量一览表列入他们最需要 IT 支持的前三个优先项目之中。

对准确"订购哪些物资及其订购原因"进行评估是非常关键的第一步。大多数时候购买流程是没有问题的——定期下达订单，就送货到门，但一些物资一直没有被用完，库存货物便越积越多。或者是，当某些物资被用完后，就订购其替代品而无视这些物资是否真的需要。这不是任何个人的错误，这仅仅是由于旧的库存控制系统，经常是纸质系统所致，而这套系统已落伍。现代的医疗卫生服务十分复杂，需要大量的设备和物资供应，老系统已太过简单而不适应新需要。

源自：Haspel J. "不良库存控制的影响"。数字化供应链，2010 年 9 月。

可查：http://www.supplychaindigital.com/blogs/ economics/impact-poor-stock-control

（李 祈 翻译；张 敏 审校）

资料卡 8.2
整合的物资与设备计划

以下问题将有助于有责任感的员工勾勒出整合的物资和设备计划

物流管理信息

1. 所在机构用什么表格登记库存消耗品?	☐库存卡　　☐库存账簿 ☐其他(具体说明):　☐没有
2. 用哪种表格进行订货?	☐订货簿　　☐发运通知 ☐申领及发放综合单　☐其他(具体说明):
3. 用哪种形式的表格进行收货?	☐发运通知　☐申领及发放综合单 ☐其他(具体说明):
4. 由谁决定订货量?	☐部门领导　☐中央管理层　☐其他(具体说明):
5. 采用哪些信息计算订购量?	☐月平均消费量 ☐患者人数　　☐库存余量 ☐其他(具体说明): ☐不知道/不确定

库存量控制

1. 是否设定消耗品的最低库存量?

2. 是否定期监测库存平衡以决定采购并采取采购行动?库存量评估周期是多长?

3. 库存水平审核之后会采取哪些行动?

4. 是否设定消耗品的最大库存水平?存货超过该水平将不进货?

5. 损坏的和(或)过期的产品是否与存货分开,并从库存记录中删除?

储存

1. 现有的储存能力是否可以满足所要求的物资供应量?未来3~5年,是否可能有扩张的需要?其储存能力是否能满足增长的需求量?

2. 现有冷藏储存能力是否能满足当前需冷藏的药品和试剂的供应?未来3~5年,是否需要增加需求量?

3. 是否有确定的分配系统为相关的单元提供物资和设备供应?

(李　祈　翻译;张　敏　审校)

资 料 卡 8.3

澳大利亚维多利亚州：采购委员会指南 2007
为采购金额不足 102 500 澳元的报价

内容：

对金额不足 102 500 澳元的采购目标而制订本指南，以测试市场，鼓励竞争，确保能购买到物有所值的物品。

关键要求：

1. 购买的货物或服务 < $2 000；

- 至少获得一家口头或书面的报价。
- 所有口头报价都必须记录在案，并被购买方确认。

2. 购买的货物或服务在 $2 000~ $15 400

- 至少有一家书面报价。

3. 购买的货物或服务在 $15 400~ $102 500

- 至少有 3 家书面报价，或阐明未获得价格最低报价的理由，并必须记录在案。

4. 根据一个长期供货合同购买（州购买合同、开放式州购买合同或部门长期供应协议）

- 当根据长期供货合同购买时，按照合同里的使用规定执行。
- 如果长期供货合同中没有要求提供材料的有关使用规则，则提供标准化报价和招标要求。

5. 推荐购买报告

- 必须记录所选满意报价的选择依据，并存档在案。

来源：Ombudsman Victoria (2008). Probity controls in public hospitals for the procurement of non-clinical goods and services.
http://www.ombudsman.vic.gov.au/resources/documents/probity_controls_in_public_hospitals_august_082.pdf

（李 祈 翻译；张 敏 审校）

资 料 卡 8.4
库存控制的类型

最简单的手工系统是**存货账簿**，它适合储存种类有限的小型机构。它能记录入库和出库的物资。

库存卡适用于那些更复杂的系统。每种库存物资都有一个关联卡，包括以下信息。

- 描述。
- 价格。
- 存放位置。
- 库存水平低于多少时需再订购。
- 供应商的详细情况。
- 以往库存历史记录信息。

许多复杂的手工库存管理系统用**编码**对物资进行分类。编码可显示库存货物的价值、存储位置和来自于哪个批次，这些对于质量控制都是很有用的。

计算机化的库存控制系统所采用的基本原则与手工控制系统的相似，但更具灵活性，信息更容易提取。当有需要时，可快速获得某一库存的存货量清单或价值。一个计算机化的系统对于处理很多不同类型的库存货物的工作场所而言是一个良好的选择。该系统的其他特征包括自动监测，当某种库存货物降到一个特定的库存量时自动启动订货单。

英国 Leeds 教学医院已研发了一个库存控制和预测系统，用**条形码**帮助医护人员对库存使用情况实时更新。该系统提供精确的库存信息，能保证库存量保持在一个合理水平，从而节约资金。这种自动库存控制系统已显著减少了套牢在库存上的资金总量，同时，自 2007 年起，该服务水平的改进已达到 98%。

来源：Ombudsman Victoria(2008). Probity controls in public hospitals for the procurement of non-clinical goods and services.

可查：http://www. gsluk. org/news/Pages/CaseStudyDetails. aspx?CaseStudyID=2

（李 祈 翻译；张 敏 审校）

库存控制任务

下述库存控制员的职责描述是一个很好的岗位描述案例（见模块6），并能让读者深入了解南非比勒陀利亚某家医院的库存控制系统。

库存控制者的预期关键职责
订购和入库

■ 在散货储存库里保持最少的库存量，并遵守信用额度。

■ 根据仓库或白班经理的指示，以及医院医护人员的要求，监测库存使用情况，从而确定对一次性的或需特殊处理的物资（如假肢、手术缝合线等）的订购。

■ 获得报价并确保最优价格。

■ 按单元管理者提出的要求寻找专用的产品。

■ 保留所有库存订购（购买订单）的正式记录，确保任何订购在生效之前已取得正确的授权，并签字同意（日常运行系统中能入账的补充程序可以除外）。

■ 与记账会计保持紧密联系以确保特殊物资的入账，如一次性的假肢等。

■ 收取供应商提供的货物，对照快递单/装箱单/发货单清点收到的货物数量。

■ 检查包装质量，仔细检查有无任何破损、损坏、泄漏或其他任何影响产品质量或分发的问题。

■ 根据发出的订单核对收到的货物清单，当出现价格有出入的情况时，应通知仓库经理并以付款票据或其他合适文件形式提请供应商改正。

■ 确保所有收到货物的内部都贴有条形码标签。

■ 在收到付款通知后6小时内录入计算机系统，确保给予货物唯一性的条形码编号，从而库存记录可以定期更新。

■ 为单元经理提供付款票据以供信息采集。

■ 按月采购时，持续准确记录每个供应商的情况，包括所有付款通知单、订单、报价及付款票据。

■ 确保及时清账，通过限制付款通知单的数量来确保控制信用额度。

库房内务整理和库存职责

■ 确保入库货物都按既定标准包装和储存。

■ 定期检查入库货物是否都配有条形码，并应把条形码丢失作为一项紧急事件，要立即采取行动更换货物。

■ 协助医院管理库存，循环盘货，以及监测并报告可能导致损失的趋势。

安全保障与质量控制

■ 确保所有入库货物都在指定的专门场所进行操作，并且在任何时候都锁好进出大门。

■ 确保只有得到授权员工才能进入仓库。

■ 遵守医院程序和标准，并监测可能阻碍实现目标和使命的程序问题或瓶颈。

■ 与仓库经理讨论采取适宜的行动措施，以便对任何一个能改善工作流程、减少开销和（或）提升质量、服务和产品的程序予以改进。

■ 确保整合数据，以及根据协议定期更新购买价格。

■ 通过持续的交流和反馈，与医学专业人员和供应商之间建立与维持有建设性的工作关系。

（李 祈 翻译；张 敏 审校）

资 料 卡 8.6

设备维护计划表

机器／工具／设备的名称和型号	可获得的使用手册	服务合同／当地可利用的服务机构	仪器使用记录，实时更新	仪器在用／不在用（数据、细节）	所需配件（详细说明）	所需的外部劳务	估计的费用	授权的维护(日期、工作姓名)	完成维护工作

（李 祈 翻译；张 敏 审校）

第11讲：
起草和实施HealthWISE行动计划

既然参与者的课程已经完成了模块部分（所有模块或你同意选择的模块），他们下一步就要在各自的医疗卫生机构或部门实施 HealthWISE。

将 HealthWISE 引入自己的医疗卫生机构，对于单独和以 HealthWISE 团队引入，其工作任务是不同的，但是基本责任是相同的：相互合作，将他们已经获得的信息和指导转化为在工作场所可操作性的和可持续的行动。

在有些情况下，机构会认识到 HealthWISE 的重要性。而在另一些情况下，参与者需要与管理者或权威者协商，以解决如何在该本机构推广应用 HealthWISE。下图中总结的五个步骤包含在行动手册的"如何使用本行动手册"部分中。这旨在引导参与者从将 HealthWISE 的概念和工具包引入自己的机构开始，经过审查该检查表和相应资料，直至实施策略／落实行动计划。**请根据参与者相关的情况进行调整和使用。**

总结每一步骤的信息。

另外，若参与者已有印刷本，你可以仅仅通读相关页面。鼓励讨论，如提问：你如何说服医院董事会实施 HealthWISE？组建 HealthWISE 团队的利弊分别是什么？你如何组建 HealthWISE 团队？

请注意，前面三个步骤旨在创造条件，以有效开展检查表练习；之后的步骤旨在实施已识别出的必要改进，加上监控。关键步骤——实施策略或行动计划——是本节会议的核心。

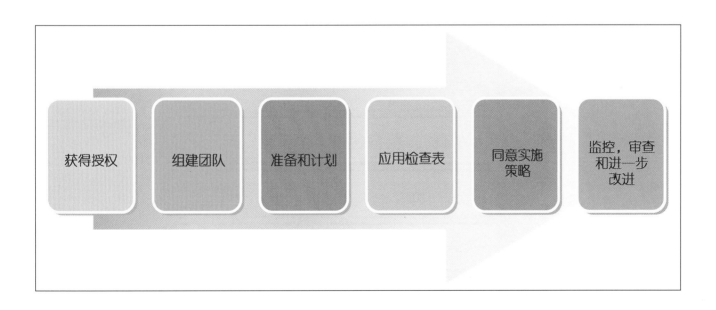

你如何做?

在工作场所使用检查表之后,参与者应该对哪儿需要改进有一个更清晰的想法。实施策略 / 行动计划是解决这些的行动蓝图。

学习活动:

将行动计划范例分发给参与者。花时间去解释范例;对参与者是否能通过增加条目落实行动计划进行讨论。

然后,基于检查表练习的结果,参与者将制订自己的行动计划。

那些来自同一机构的参与者可以组建成一个团队,将检查表练习的信息转变为一个行动计划。其他人必须独立完成自己的行动计划。确保所有参与者可找到你,以助于他们制订自己的行动计划。

参与者带着完成的检查表,从将他们建议采取行动的所有要点标注在检查表上开始,关注他们确定为优先的要点;然后,他们应该对优先顺序达成一致,并确定必要的措施、时间进度表并明确责任。要强调的是,他们应从最可行的改变开始,并建立可实现的目标。尽可能在现有组织结构和程序内加以改进。

提供足够的时间来制订该行动计划。

然后在全体会议上提交计划草案并讨论。这一同行评议有助于通过提出有建设性的问题来提供有建设性的反馈意见,或有助于提供有挑战性的建议。你应该一直鼓励"现实核查",这可通过坚持采取具体的实事求是的措施而实现。提醒参与者,该计划要根据HealthWISE 的基本原则,立足于当地的实践和资源(因地制宜),寻求简便的、低成本的解决方案。

在一个单元或部门层面制订一个行动计划,方法如下。

▪ 告知员工,动员参与。

▪ 员工参与本单位的 HealthWISE 团队或协调员进行磋商,关注检查表覆盖的技术领域——就目标和优先行动达成一致意见。

▪ 员工起草一个行动计划——核心要素是所建议的行动、时间进度(起始和结束行动)、负责人和预期结果。

▪ 员工选举一个人或小组来监控行动计划实施进展并报告给本单位的 HealthWISE 团队。

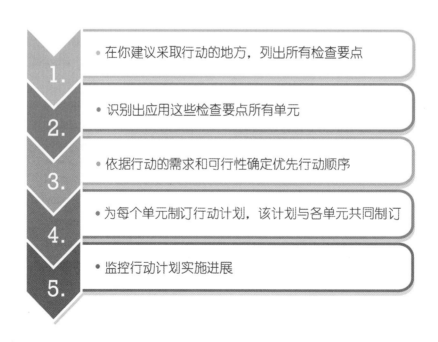

1. • 在你建议采取行动的地方,列出所有检查要点

2. • 识别出应用这些检查要点所有单元

3. • 依据行动的需求和可行性确定优先行动顺序

4. • 为每个单元制订行动计划,该计划与各单元共同制订

5. • 监控行动计划实施进展

行动计划：建议模板

					单元名称：	
技术领域	问题描述	改进建议	完成日期	负责人	保障条件	现状（日期）[1]

[1] 为了节约时间，你可使用这样的表达：*开始，**进展，***完成

一开始就将监控进展作为实施策略的内容。这有助于本单位 HealthWISE 协调员或团队追踪实施行动计划的进展，并评估采取改进措施后所产生的影响。他们应该也同意为主要任务或行动领域而制订指标。为了制订一个指标，他们应该考虑他们想看到的改进，然后解决什么才能算是成功改变的证据。

指标要能测量，举例如下。
- 因为过期而扔掉的药品减少量。
- 医护人员缺勤率 / 流失率的减少量。
- 对关键问题（减少废物、危害预防、无歧视）进行过培训的医护人员数。
- 出台或修订的相关政策或协议的数量。

对医护人员开展调查也是有用的，调查一些较难测量的问题，例如，对休假安排或工时的满意度，工作时的安全感（或不安全感），与部门经理的关系融洽程度。

（鲁　洋　翻译；张　敏　审校）

成功实施小贴士

这里提出帮助参与者实现他们理想结果的五个简单规则，这对于长期持续改进也有用处。

请注意：可以拷贝配套的PPT，但或许你更喜欢把它们打印出来，用于小组讨论；无论哪种方式，采取提问方式开始鼓励与会者主动参与。

1. 制订一个全面的解决方案

改进措施有时无法实施，因为所采取的改进措施是局部性的。例如，如果需求是提高安全注射，要考虑所有相关单元和医疗操作程序。为了实现安全注射的特定目标，需要一套完整改进工具包是什么？哪些改进措施必须实施？

☐ 在设备和材料方面采取哪些改进措施？_____

_____

☐ 在控制其他职业性有害因素方面采取哪些改进措施？_____

☐ 在场所、采光照明、福利设施或工作台的设计方面采取哪些改进措施？_____

☐ 在工作时间管理和组织方面采取哪些改进措施？_____

☐ 在培训和员工支持方面采取哪些改进措施？

_____

参见该行动手册介绍"采取综合方法获得针具安全"中的例子。

2. 确保好招的可行性

预测可能出现的问题并确保所有重要的因素都已纳入考虑，是什么让你相信这种改进措施会取得最好效果？

☐ 你已尝试了解决类似问题的不同方法，确定这种方法效果最好。

☐ 你已在小规模范围内尝试过，这种改进方法实施效果良好。

☐ 你已考察过这样的方法在其他医疗卫生机构的类似条件中采用过。

☐ 你已经读到过或从做过类似改进者那里获得过建议。

☐ 其他原因_____

_____

3. 动员员工支持

你的改进计划取决于那些直接受到改进影响的人的知情合作和积极支持。为了使员工支持你正在做的事情，他们需要理解你的意图。

你准备采用什么技术方法使员工接受改善措施？

☐ 事先的和持续的解释和讨论。

☐ 与工会和（或）员工协会进行协商。

☐ 使员工参与改进措施的设计和实施。

☐ 显示这一革新如何在另一家医疗卫生机构中运行。

☐ 提供培训。

☐ 其他_____

然后问自己以下问题。

- 谁将会受到这一改进措施的直接影响？
- 他们受到影响的方式是什么？
- 是正面影响？还是负面影响？
- 你能采取什么措施消除或减少负面影响？

4. 采取可持续的改进措施

很多很好的革新措施最终流产，是因为没有采取具体的行动使这些革新措施可持续实施。旧习难改！有两种主要方法有助于解决这一问题。

- 改进设备、设施、程序和系统。
- 改善人的习惯、态度和行为。

你将对工具和设备进行哪种改变，以确保改进措施是可持续性的？

- [ ] 移除任何有可能或易于恢复旧习惯的工具或设备。
- [ ] 改进设备，使其不能被移除。
- [ ] 设计新设备或改造设备，使其易于按照新方式使用和保持。
- [ ] 确保充足的供应和管理良好，有组织储存。
- [ ] 提供配有指导说明、流程图的海报，并进行其他配套改进措施，使改进易于可视化并能自然遵循。

其他_____
_____
_____
_____
_____
_____

5. 组织改善

将下列纳入你的行动计划之中。

- [ ] 明确地界定任务——将更复杂的任务分解为可管理的部分；对主要任务指标达成共识。
- [ ] 对每项任务设立一个坚定的但切实可行的完成截止日期。
- [ ] 明确一个负责人，来协调和监控实施进展。
- [ ] 分配足够的资源（时间、材料和资金）。
- [ ] 要求定期提交进展报告，并迅速回应识别出来的问题或瓶颈环节。
- [ ] 核实正在实施的改进措施、被员工所接受，以及所产生的意料之外的副作用。
- [ ] 通过遵照规则和承认使用或推进改进措施的医护人员，确保你和你的主管人员发挥引领作用。
- [ ] 建立一种鼓励员工提供反馈意见的方式。例如，一种合理化建议计划（张贴或奖励最佳好招）；定期召开会议，会上鼓励员工解释问题和建议改进措施；让员工练习使用检查表，并提出改进措施的建议。

其他_____
_____
_____
_____
_____
_____

（鲁　洋　翻译；张　敏　审校）

改善医护人员工作条件词汇表——师资指南

Abuse	虐待	羞辱、贬低或有辱他人尊严和对别人价值观缺乏尊重的行为
Accident	意外事故	见职业性事故
Airborne pathogens	经空气传播的病原体	通过诸如微滴或粉尘机制经空气传播感染的致病原
Assault/attack	袭击/攻击	图谋人身伤害或侵害他人身体的行为，包括性袭击
Biological hazards/biohazards	生物性有害因素	可以使人、动物或环境健康面临风险或潜在风险的感染源或有害生物材料。风险可直接来源于感染或间接来源于对环境的破坏
Bloodborne pathogen	血源性病原体	人类血液中所存在的能对人致病的有害微生物
Breastfeeding arrangements	母乳喂养安排	这涉及做出（简单）安排，以帮助医护人员在工作场所哺乳，或将奶挤出加以储存，方便晚些时候用于哺乳
Bullying/mobbing	欺负/排挤	反复实施惩罚性、残酷或恶意行为，试图羞辱或损害医护人员中的个体或团体
Compressed work week	被压缩的工作周	一种容许重新安排工作时间的作息制度，特点是工作班次数更少，而工作时间延长，工作周变短
Contamination	污染	在卫生服务环境中，污染是指在材料及物质表面、上面或内部出现了感染源或危害源，包括在设备或某个表面出现血液、体液和其他潜在的感染性材料
Controls(Administrative)	管理控制	采取管理措施（即政策、规程及强制措施）以降低接触致病性生物或其他职业性风险
Controls(Engineering)	工程控制	隔离或消除工作场所有害因素的控制措施，这可能包括使用适当机械、方法及设备预防医护人员的接触
Controls(Workpractice)	操作规程控制	通过改变完成工作任务的操作方式，将其融入每天常规的医疗卫生实践中，降低医护人员职业接触风险的可能性（如禁止将针帽重新套回针头）
Discrimination	歧视	因某些特征，如种族、肤色或性别，对某人另眼对待，而损害机会和待遇的平等性

Ergonomics	工效学	对人、人在工作场所中使用的工具设备及人所在的工作环境之间相互关系的研究
Exposure	接触或暴露	与工作相关的状态、条件或活动，使医护人员直接接触到潜在职业性有害因素
Family-friendly (workplace measures)	家庭友好型的工作场所措施	促进工作和家庭生活协调的医疗服务实践，被用于补充法律的强制要求
Family responsibility	家庭责任	家庭责任不仅包括正在工作的父母照顾孩子，也包括医护人员照顾另一家庭成员。例如，单身成年医护人员照顾叔伯姑姨，成年的兄弟姐妹之间相互照顾
Flexible working time	弹性工作制	员工工作时间在不同工作周期之间、不同的周之间，或在一年中有所不同的系统；他们通常具有每个工作周期和（或）工作日（如果是轮班工作，就是每个班次）上班、下班时间不同的特点
Green hospital/health-care facility	绿色医院/绿色卫生保健设施	"绿色"一词用于描述如下行动：不论是对医护人员还是患者而言，卫生服务要更为环境友好、更加安全，更加健康，而且更加高效节能，减少浪费
Harassment	骚扰	任何根据受害人特征的行为（如年龄、性别、种族、宗教信仰、残疾、性取向、HIV情况等），让受害人得不到回报或不情愿，并在工作中影响医护人员男性和女性的尊严
Hazard	有害因素	对医护人员或患者健康产生有害作用或者健康影响的危害源或潜在危害源；任何可使工作场所中或其附近的医护人员受到人身伤害或罹患疾病的因素称为职业性有害因素
Hierarchy of hacard controls	危害控制优先等级	是一种确定控制职业危害优先策略和措施的方法，以控制效果顺序列出：消除、替代、工程控制、管理控制、安全卫生操作规程控制和个人防护用品
Healthy work-life balance	健康的工作-生活平衡	医护人员个人在其工作和家庭角色上投入平等，并对这两个角色均达到满意的程度。工作-生活平衡包括三个要素： • 时间平衡，是指在工作角色和家庭角色投入的时间平等 • 参与平衡，是指在工作角色和家庭角色心理参与度平等 • 最后是满意度平衡，是指对于工作角色和家庭角色的满意程度平等
Incident	事件	发生在工作之外或工作过程中的不安全事情，其中，无人受伤或个人所受的伤害仅需急救处理

Inspections(workplace)	工作场所监督检查	对工作场所进行结构化的、正式的评估，以促进有害因素识别、风险评估、健康安全政策的贯彻落实及遵纪守法的监测
Maternity leave	产假	女性在怀孕、分娩及产后期进行休假的权利
Musculoskeletal disorders	骨骼肌肉疾病	由于突然用力或长期接触物理因素，如重复性动作、受力、振动、难受姿势而导致、促进或加重上下肢、颈部和腰背部的肌肉、神经、肌腱、关节、软骨、支承结构受到伤害或罹患疾病
Occupational accident	职业性事故	意料之外和计划之外发生的事件，包括源自工作或与工作有关的暴力行为，其可导致一人或多人受伤、患病或死亡
Occupational disease/ illness	职业病	任何因为接触工作活动中的有害因素而罹患的疾病
Occupational injury	职业伤害	任何由职业性意外事故导致的人身伤害、疾病和死亡
Paternity leave	陪产假	容许已就业的男性在妻子分娩期离开工作岗位的就业保护假，一般来说，陪产假要远短于产假，因为离开工作岗位的时间较短，医护人员在陪产假期间拿全薪
Parental leave	育婴假	已就业的父母离开工作岗位的就业保护假，该假紧接产假，常作为特定产假和陪产假的补充，通常并非所有国家都有类似规定。休育婴假的权利由父母任一方或以家庭为单位享有，但是公共收入支持常以家庭为单位提供，因此，一般来说，只有父母中的任何一方能够在任何时候获得此类收入的支持
Part-time work	兼职工作	医护人员正常工作时间比那些有可比性的全职者少的工作
Precautions(standard)	标准防范措施	所设计的一系列措施，用以降低接触已知或未知来源的血源性病原体和其他病原体的风险，这是防范控制感染措施的基本水平，是照料所有患者时的最低要求
Post-exposure prophylaxis	接触后预防	医护人员发生潜在职业接触后，立即提供抗反转录病毒治疗，以降低HIV感染的可能性
Reporting	报告	由用人单位根据国家法律法规和企业规程制订的具体程序（步骤），该程序（步骤）规定医护人员按程序向直接领导、责任人、其他具体的人或机构汇报任何职业事故、工作过程中或与工作有关的健康损害、疑似职业病例、意外通勤事故、危险事件及事故
Residual risk	剩余风险	在采取措施处理所有风险后仍然存在的风险水平
Risk	风险	有害事件发生的可能性与事件对人或财产造成的伤害、损害的严重程度的组合

Risk assessment	风险评估	评价工作场所有害因素对医护人员安全和健康风险的过程。风险评估是系统性地检查工作的方方面面，考虑有害事件发生的可能性及事件造成的人身伤害或损害的严重性
Risk management	风险管理	系统地应用政策、规程、规范来进行风险的识别、评估、控制及风险监测
Rotas	轮班表	一种可以表明某种工作任务执行顺序的系统（其不同于班次，班次可能是固定或轮换的）
Sterilization	灭菌	一种物理或化学程序步骤，其可以杀灭所有微生物，包括抗性较高的细菌芽孢
Stigma	羞耻感	根据某种特征描述的群体或个体的反应或感受，诸如性别、肤色、宗教信仰、健康状况、性取向或其他特质；这种反应或感受最常源自于缺乏理解，包括错误信息和概念误解，对未知的恐惧或仅仅因为缺乏宽容
Threat	恐吓	向目标个人或团体预示，拟采用体力或力量（即心理力量），导致他们担心可能对自身身体、性及心理造成伤害或其他消极结果而感到恐惧
Violence(physical)	身体暴力	对他人使用身体暴力并造成身体和（或）心理伤害，例如：推、拧、打、敲、踢、捆、戳、射击和强奸
Violence(psychological)	精神暴力	故意使用某种力量，包括对他人或小组使用身体暴力威胁，而对身体、心理、精神、道德或社会发展造成伤害；精神暴力包括言语虐待、欺负/排挤、骚扰和威胁
Violence(workplace)	工作场所暴力	偏离理性品质的任何行动、事件或行为，在其中，医护人员在他或她工作期间或作为工作的直接结果导致了对自身的袭击、威胁、损害、人身伤害；工作场所暴力可扩展到所有医护人员因工作原因需要处在或要去，并受用人单位直接或间接控制的地方

（刘　拓　翻译；张　敏　审校）

附　　录

附　　录

模块 1

练习1.1：识别职业性有害因素

时间：20分钟。

设备和材料：

☐ 培训老师提前准备5张有职业性有害因素分类的挂纸板（使用下页的模板；适合当地内容）。

☐ 胶带。

☐ 彩色贴纸/便利贴/即时贴（两种不同的颜色）。

☐ 笔。

注意：如果你没有彩色贴纸，用双色笔进行标记

给每个参与者分发至少10张贴纸（两种颜色，每个颜色5张）。

让参与者将贴纸贴到挂纸板上，以标记出他们认为其医疗卫生机构中需要优先解决的职业性有害因素。参与者应当用一种颜色标出**医护人员**的职业性有害因素，另一种颜色标记出**保洁人员**的职业性有害因素（或者他们也可以用双色笔标出职业性有害因素）。

给参与者2分钟贴便利贴的时间。然后计数每个职业性有害因素获得的便利贴的数量并总结出每组哪些职业性有害因素最重要。

也要允许参与者写出不包括在挂纸板上原名单中的职业性有害因素。

一起讨论和分析：参与者认为最大的问题是什么？员工所接触的最严重职业性有害因素是什么？在本医疗卫生机构中发生与职业相关的事故和疾病的源头是什么？

提醒参与者消除风险最有效的应对方法是从源头上消除危害的职业性有害因素。

练习 1.1：识别职业性有害因素（续）

职业性有害因素的挂纸板模板

生物性有害因素
▪ 乙型肝炎病毒，丙型肝炎病毒。 ▪ 结核病（TB）。 ▪ 麻疹病毒。 ▪ 人类免疫缺陷病毒（HIV）。 ▪ 流行性感冒。 ▪ 严重急性呼吸综合征（SARS）。 ▪ 胃肠道感染。

工效学、机械/生物机械有害因素
▪ 抬举和搬运患者。 ▪ 导致跌倒的职业性有害因素、地板湿滑、密闭空间、塞满或阻塞的工作区域/走道。 ▪ 不安全/无安全防护装置的设备。 ▪ 难受姿势，重复性/维持时间过长的动作或活动。

物理性有害因素
▪ 辐射。 ▪ 激光。 ▪ 噪声。 ▪ 电气危害。 ▪ 极端温度。

化学性有害因素
▪ 消毒剂和杀菌剂（环氧乙烷、甲醛和戊二醛）。 ▪ 废弃麻醉气体。 ▪ 有害的药物（细胞毒性剂、喷他脒、利巴韦林）。

心理社会有害因素
▪ 紧张。 ▪ 工作场所暴力。 ▪ 轮班工作。 ▪ 人员不足，工作负荷重。 ▪ 工作时间长。

练习1.2: 无乳胶手套——纠纷解决

时间: 45分钟。

准备: 10分钟。

调解纠纷并报告反馈: 25分钟。

讨论: 10分钟。

设备和材料:

☐ 分发背景信息资料(见下页)。

将参与者分3组,分别代表雇主、医护人员/工会和调解员。你需要1~2名参与者做调解员。调解员的职责是保持中立态度,促进谈判的进程,并报告每个组在规定时间内所达成的协议,以及双方的主要争议。

应当简要介绍雇主组和医护人员/工会组双方关于使用乳胶手套作为个人防护用品的争议,并向其提供所分发的背景知识的资料。

争论:

因为医院中乳胶变应原性反应的患病率较高,员工要求将乳胶手套替换为非乳胶手套。管理层认为医院无法承担购买非乳胶手套的成本,因为在预算中没有额外的资金购买个人防护用品。而且,医院库存有相当数量的乳胶手套。管理层最近已经制订新政策来提高员工对职业卫生及使用个人防护用品的重要性的意识。该院行政部门正在医疗卫生机构内推行安全文化,以达到减少工作场所工伤和院内感染的管理新目标。

每组有10分钟讨论,并就其争论达成一致。然后两组碰面进行谈判:每组分别向调解员陈述其主张,然后进行讨论;调解员促成拿出解决争议的方案。

最终的全体讨论应当将重点放在工作场所安全的复杂性和共同决策的重要性上面,以找到切实可行的长效解决方案。

练习 1.2：（续）

分发：背景信息

■ 在全球范围内,乳胶变应原性反应都被公认为是医护人员的一种职业健康风险。护士协会估计8%~20%的医护人员有乳胶变应原性反应。变应原性反应的人数尚在增加,尽管没有与使用乳胶手套有关的死亡发生。

■ 乳胶蛋白通过皮肤、黏膜、血管内皮或呼吸道进入体内。乳胶手套中使用的玉米淀粉是这种蛋白的载体。变应原性反应会随着时间发展并导致皮肤破损,而导致员工远离需要使用乳胶手套的工作活动。

■ 非乳胶手套的价格比乳胶手套高 2~3 倍。非乳胶手套有限的可用性及波动价格依赖于合成制造商供应生产用原材料的能力和缺乏始终如一的需求。因此,医院当局难以获得可靠的、价格能承受的非乳胶手套供货。

■ 对于管理层来说,难以将非乳胶手套的成本与生产能力损失进行比较,如因乳胶变应反应而请病假。

■ 相比于乳胶手套,非乳胶手套似乎有更高的失效率。非乳胶手套的某些瑕疵凭肉眼看不出来,其可能会是手术创口感染的非直接原因,或者可能会增加血源性病原体的交叉污染风险。

练习2.1：活动、拉伸和运动

时间：5～10分钟。

设备和材料：

□ CD放映机或有音响的电脑，或者两者都有，提神/舞蹈音乐和放松的节奏舒缓音乐。

在课程期间，不时花些时间休息一下做些身体运动。可以是很简单的运动，如站起来四处走走，或者是跳一小段舞蹈；或者做一些拉伸运动。要求个体参与者介绍小组要做的运动。

伴着舒缓的音乐，指导做放松运动，如"有意识呼吸"。

询问参与者，如果其回到工作场所是否可以做一些运动。

模块 4
练习 4.1：工作场所暴力——风险评估

时间：30分钟。

当要开始预防工作场所暴力时，首要采取的步骤之一就是评估相关风险，应对每个工作场所和每类员工进行分析，以此作为采取一项有针对性的、有效的干预措施的先决条件。

设备和材料：

□ 为每个参与者分发一份《工作场所暴力评估表》（见下页）。

□ 引导者应当准备有所要评估的5个部分标题的挂纸板，标题如下（注意：**最后两个适用于同一张挂纸板**）。

　　a. 工作场所暴力的类型。

　　b. 接触暴力风险的岗位。

　　c. 可以导致特定暴力风险的情景。

　　d. 有特定风险的工作区域。

　　e. 一天中暴力风险更容易发生的工作时间。

（请参与者参考《改善医护人员工作条件行动手册》的词汇表中术语定义）。

首先，每个参与者应当基于其对工作场所的经验独立完成评估。

然后，在全体会议上，引导者应当仔细检查暴力的类型，询问有多少问题被标记为"高"、"中"或"低"并将总数展示在挂纸板中。对于每部分（暴力类型、岗位、区域、情形、时间），引导者应总结结果并强调那些被认为是风险最大的问题。接着是基于结果的一般性讨论。参与者应表明是否有疑问、在这个过程中他们学到了什么，以及他们是否有关于如何降低风险的好招。

练习 4.1（续）

分发：工作场所暴力风险评估表

A. 通过风险的相关性分析，识别出你所在的工作场所中的工作场所暴力的类型

人身袭击/攻击	高	中	低
欺负/排挤/骚扰	高	中	低
言语虐待	高	中	低
性骚扰	高	中	低
种族骚扰	高	中	低
恐吓	高	中	低
其他	高	中	低

B. 通过风险的相关性分析，识别出你所在的工作场所中接触暴力风险的岗位

医生	高	中	低
护理人员——注册	高	中	低
护理人员——辅助	高	中	低
行政人员	高	中	低
急救人员/辅助人员	高	中	低
技术人员	高	中	低
维修人员	高	中	低
管理者	高	中	低
其他……	高	中	低

C. 通过风险的相关性分析，识别出你所在的工作场所中有特定暴力风险的情形

单独工作时（如夜班护理人员和家庭护理人员）	高	中	低
直接接触公众的工作时（如问询处）	高	中	低
有贵重物品的工作时（如收银员）	高	中	低
在对"外部"暴力开放的工作环境中工作时（如急救）	高	中	低
与有特殊危难的人一起工作时	高	中	低
其他……	高	中	低

D. 通过风险的相关性分析，识别出你所在的工作场所中有特定暴力风险的区域（其可能与C表的情形有所重叠）

一般护理	高	中	低
加强护理	高	中	低
急救护理	高	中	低
精神病护理	高	中	低
老年保健	高	中	低
残疾保健	高	中	低
其他……	高	中	低

E. 通过风险的相关性分析，识别出你所在的工作场所中有特定暴力风险的时间

早上	高	中	低
中午	高	中	低
下午	高	中	低
傍晚	高	中	低
夜晚	高	中	低
深夜	高	中	低
黎明	高	中	低
换班	高	中	低

模块 4
练习 4.2：识别工作场所中的羞辱感和歧视

时间：30～40分钟。

设备和材料：

☐ 分发HIV相关歧视的基础表（见下页）。

☐ 挂纸板。

将材料分发给参与者，让他们阅读并在他们认为最合适的方格中做标记（5～10分钟)。

向参与者（在挂纸板、副本或幻灯片中）展示如下问题以进行3~4个人的小组讨论。

(a) 在医疗卫生服务中，员工实施的歧视性操作有哪些?

(b) 为什么使用歧视性操作?

(c) 你认为HIV感染者对这些歧视性操作措施有什么感觉?

(d) 羞辱感是什么? 羞辱感如何影响HIV感染者?

(e) 在他们工作的/你的医疗卫生机构，医护人员HIV感染者如何受到羞辱感的影响?

(f) 可以做些什么，确保医护人员得到适当的保护免于受到HIV感染，也让人更少感觉被羞辱?

(g) 在你的医疗卫生机构中，采取哪些措施预防HIV相关的羞辱感和歧视?

小组进行讨论15分钟并用15分钟与小组的其他人分享他们识别的内容。在挂纸板上列出所有参与者提及的问题，以便于参与者晚些时候作参考。

练习 4.2（续）

分发：HIV相关的歧视基础表

如下是来自联合国艾滋病规划署（UNAIDS）"识别对 HIV 感染者的歧视的议定书（*Protocol for the identification of discrimination against people living with HIV*）"（UNAIDS/2000/1）。其目的是，识别是否有对 HIV 感染者的或 AIDS 患者（实际的或推定的）可能的恣意歧视而产生特定的限制性、差别性或排斥性结果，如下表中的每个条目所示。

问题	接受	歧视/不接受	合法或非法
I 医护方面			
1. 根据HIV和AIDS状况拒绝医治，实际的或推定的。			
2. 根据HIV和AIDS状况施以不同的医治，实际的或推定的。			
3. 就诊者不知情的情况下进行HIV检测。			
4. 拒绝告知被测者的HIV检测结果。			
5. 卫生控制、检疫、强制拘留和（或）在医院、门诊、疗养院等地进行隔离。			
6. 将HIV和AIDS状况强制告知性伴侣和（或）亲属。			
7. 无保密性：向其他人提供HIV阳性人员的个人姓名，或者有意或疏忽容许其他人能查询到秘密文件。			
II 就业			
8. 在招聘时强制检测HIV。			
9. 在就业期间强制检测HIV。			
10.在招聘表格和（或）面试过程中提问HIV及AIDS的状况和（或）"生活方式"。			
11.HIV及AIDS的状况方面缺少保密性。			
12.根据HIV及AIDS的状况解雇或改变工作条件，实际的或推定的。			
13.根据HIV及AIDS的状况提出限制条件，实际的或推定的，如晋升、工作地点、培训和（或）就业福利。			
14.根据HIV和AIDS状况拒绝就业，实际的或推定的。			

全文可以在如下地址获得：http://data.unaids.org/Publications/IRC-pub01/jc295-protocol_en.pdf

练习 6.1：起草工作描述

时间：40~50分钟。

　　小组工作：20分钟。

　　反馈汇报：15~20分钟。

　　讨论：10分钟。

设备和材料：

　　☐ 每个组的挂纸板。

　　☐ 笔。

　　☐ 分发若干份材料——练习6.1：工作描述的常见要素。

介绍：

　　将参与者分成小组，每组4~5人。将材料"工作描述的常见要素"分发下去。

每组都要承担任务——使用材料作为框架对如下工作之一起草工作描述（注意：根据实际情况调整岗位名称）。

　　■ 医生（急救部门）。

　　■ 护理服务管理人员。

　　■ 行政文员。

　　小组应当首先选择雇佣自己的医疗卫生机构的类别。小组应当定义拟讨论的职位的工作任务及每个工作任务所需要的工作技能。哪些能力是职位所必需的？你希望员工有什么样的经历？怎样才能为此职位找到并吸引来有经验的、有资质的应聘者？

　　参与者可以使用挂纸板写下工作描述并向全体展示。

结论：新工作的工作描述有助于管理者基于员工的技能和其他相关的标准选择员工。工作描述也可以帮助团队对医疗卫生机构中现有的工作进行分析，以改善工作组织。

　　你可以通过如下讨论扩大练习：

　　让参与者对每个职位需要完成的工作任务及为每个职位选定的专业人员是否是完成此项任务的最佳人选进行分析，是否可以采取不同方式分配任务以：

　　■ 最有效地利用员工的技能和经验。

　　■ 避免员工工作负担过重。

　　■ 使工作过程更加流畅？

结论：较为有用的是考虑一下每个工作任务应该由哪个职业类别的人来完成。某些工作任务可以转移给其他职业类别的、经过简单的培训就能完成该项工作任务的人完成，如辅助人员、行政人员或维护人员。医生或护士的工作时间可以更好地用在患者照护上，而不是用在可以由其他人顺利完成的工作上。重要的是记住工作范围的规定和授权范围的限制。最终，患者及员工的安全和服务质量的品质应当与效率及对资源的有效利用达成平衡。

练习 6.1（续）

分发：工作描述的常见要素

职位名称：

部门：在医疗卫生机构中完成工作的部门和单元。

工作向谁汇报：业务经理或主管。

作用和主要职责：包括管理要求及与其他人员或部门合作。

具体任务：日常工作分配。

技能与核心能力：针对特定工作的要求。例如，重病特别护理、助产术、设备管理或维护特定设备的技能，以及一般技能，如良好的沟通、做好记录等。

任职资格：包括受教育程度、专业培训、监管当局及专业协会/学会的资格认证。

经验和其他要求：特定的工作要求，如管理项目的能力或独立工作的能力。

练习 6.2：关于员工管理和激励的实用建议

时间：30分钟。

　　小组工作：10分钟。

　　反馈报告和讨论：20分钟。

设备和材料：

　　☐ 为每个小组准备挂纸板和笔。

说明：

　　让参与者分成小组，每组5~6人来讨论并识别。

　　■ 他们观察到的，或在参观医疗卫生机构的过程中讨论的，或在自己工作场所的管理及激励员工的实践的2个积极案例。

　　■ 针对改善管理和激励员工可操作性的3个具体建议。

　　■ 这些建议所带来的潜在影响。

　　提醒参与者，他们的建议应使员工和机构双方都受益。其建议应当是实用的、可行的且低成本的。如果参与者对其参观的医疗卫生机构没有想法，他们可以思考一下自己的单位。每组应当选出一个代表展示他们讨论的结果。

　　让小组展示其建议，鼓励不同的组对建议进行讨论。

　　最后，所有小组都对建议排出优先次序，选出最重要、最可行的建议。

模块 7
练习 7.1：长时间工作的影响

时间：20～30分钟。
小组工作：10分钟。
反馈报告和讨论：20分钟。

设备和材料：

☐ 两张挂纸板和笔。

讨论长时间工作对安全、生产率和提供服务的质量的影响。

站在患者、员工、管理者及医疗卫生服务整体质量的立场上加以考虑。

将小组一分为二（确保小组中有不同工作类别的参与者）。一方（支持方）必须列出长时间工作的所有好处。另一方（反对方）必须要列出长时间工作所致的所有问题。双方站在不同的立场上加以考虑——患者、员工、管理者和医疗卫生服务的质量等。

益处：

▪ 长时间工作有什么益处？

▪ 如何在获得同样益处的同时，缩短工作时间/将工作时间表安排得更有规律？

坏处：

▪ 长时间工作的不良后果是什么？长时间工作对于医疗差错或患者/工作伤害的风险有哪些？

▪ 能将不良影响降至最低吗？如何做？

应将小组的工作成果展示给小组全体人员，哪些建议是最好的用以改善生产率并避免错误及工伤的折衷方案？

模块 7
练习 7.2：工作时间的建议

时间：30分钟。

将参与者分成小组，每组5~6人，以进行讨论和识别。

- 2个参与者在参观医疗卫生机构过程中观察到的或讨论的、关于工作时间的、积极的实践案例。
- 3个在医疗卫生机构中改善工作时间管理的、实用的、具体的建议。
- 1个或2个涉及员工改善工作时间表的建议。
- 这些建议可能带来的潜在影响。

提醒参与者，他们的建议应使员工和机构双方都受益。如果参与者对其参观的医疗卫生机构没有想法，他们可以思考一下自己的单位。每组应选出一人陈述他们讨论的结果。

让小组陈述其建议，鼓励不同的小组对建议进行讨论。

最后，所有小组对建议排出优先次序，选出最重要、最可行的建议。

模块 7
练习 7.3：引入家庭友好型措施的好处

时间：20～30分钟。

设备和材料：

- ☐ 每个组的挂纸板。
- ☐ 笔。
- ☐ 胶带。

将参与者分成2组。

一组讨论引入家庭友好型措施为母亲和父亲带来的好处，另一组讨论引入家庭友好型措施为管理者或机构总体带来的好处。

让参与者在挂纸板中列出要点并向小组的其他成员展示。

使用幻灯片展示关于家庭友好型措施好处（第2部分，第5张幻灯片），比较小组展示的家庭友好型的措施带来的好处和幻灯片中家庭友好型措施带来的好处，并讨论。

结论： 需要强调的是，家庭友好型措施是一个双赢的工作场所战略，可以帮助员工更好的平衡好工作和私人生活，而且还可以为机构带来提高员工工作绩效及所提供服务的质量的好处。

模块7

练习7.4：日程安排

时间： 20～30分钟。

设备和材料：

☐ 培训者事先准备2张有按小时顺序排列的日程的挂纸板（使用下一页的模板）。

☐ 笔。

☐ 胶带。

将参与者分成两组，一组为男性，一组为女性。让他们进行讨论并在挂纸板上按小时列出其在一个正常工作日24小时内的活动和任务，包括工作任务、家务工作、休息时间和空闲时间。每组向其他参与者展示其24小时的日程。将男性和女性日常任务的清单并排放置并分析其不同。很有可能会显示出来，女性承担了更重的责任和更长的工作时间，包括专业工作、家务工作、家庭照护（既包括付费的也包括不付费的）。同参与者讨论如何在家中平衡工作负担。

结论： 用分担责任的必要性的启示总结讨论。

练习7.4：我生活中的平均日常时间表（工作时间和私人时间）

时间	完成的任务、活动和休息时间
06：00 – 07：00	
07：00 – 08：00	
08：00 –09：00	
09：00 – 10：00	
10：00 – 11：00	
11：00 – 12：00	
12：00 – 13：00	
13：00 – 14：00	
14：00 – 15：00	
15：00 – 16：00	
16：00 – 17：00	
17：00 – 18：00	
18：00 – 19：00	
19：00 – 20：00	
20：00 – 21：00	
21：00 – 22：00	
22：00 – 24：00	
24：00 – 06：00	

模块 8
练习8.2：安全存储

时间：20分钟。

设备和材料：

　　□ 不同形状和大小的、带有说明内容物标签的容器。

　　□ 或者：医疗卫生机构中所用产品的不同容器的图片。

　　在桌上放置着许多容器，标识出装有的是药品或药物、清洁剂、外用乳剂或洗剂、消毒剂、食品及饮料、其他。或者，如果你有图片，在墙上或挂纸板上展示这些图片。

　　让参与者建议良好的方法来安全地储存这些东西。在挂纸板、白板或幻灯片上列出参与者提出的好招。允许参与者提出任何他们可能认为有用的好招。你也能让参与者自己整理容器或图片。讨论哪些可能是最好的分开和储存不同类型物料的方法，以确保患者和员工的安全。请大家对医疗卫生机构内不同部门的不同需求做出评论。通过讨论提炼出一张在整理设备和物料时应当遵守的基本原则的清单。

模块 8
练习8.3：储存柜的范例

时间：15分钟。

设备和材料：

　　□ 在检查表评估练习过程中所采用良好实践范例和相关问题。

　　□ 挂纸板。

　　□ 笔、胶带。

　　逐一展示来自真实的医疗卫生机构中的设备和供应储存范例图片，并让参与者对其观察到的事物予以评论：哪些是良好实践，哪些是不良实践，为什么。鼓励参与者对其自己所在的机构的良好的和不良的储存柜案例进行思考。

　　参与者也应讨论储存与医护人员及患者安全之间的联系，以及与卫生服务效率的联系。鼓励参与者寻找同一张图片中好的一面和不好的一面。你可能会在挂纸板上写下评论并记录做得好的地方和做得不好的地方。

HealthWISE 培训的追踪

对一项培训课程进行追踪是 HealthWISE 方法最关键阶段。在此阶段，培训中所学的课程会逐渐转化成预期的工作条件及生产率方面的改进。为了监测行动计划的实施，这里有一些追踪活动的例子（也可见介绍，"从培训到实施——综合性 HealthWISE 培训方法"）。协调良好的追踪活动常有助于当地参与者建立一个信息网络，以支持改进活动的可持续性。

可视化——拍照

提醒参与者，他们应当以照片的形式保存他们的改进活动的文件，通过前后照片对比可以使改进成果更加可视化。

组织支持性追踪访问

支持参与者的组织制订改进行动计划，并持续监测和评估其进步。该追访应当包括培训者和其他参与培训者，以鼓励同行之间的信息交流。

该医疗卫生机构参与培训者将向追访组成员及培训者展示并一起讨论所取得的改进成果及制约因素。可从当地智慧和成功案例中学习到战胜具体挑战的实用小窍门。HealthWISE 培训者应当查看组织方面的改进措施，例如，如何动员当地资源，并组织监督者和医护人员参与的范围。

组织"成果研讨会"

将来自于不同医疗卫生机构的所有培训参与者聚在一起，他们在非正式的、放松的氛围中展示其实施行动计划方面的进步和成果。HealthWISE 培训者将会帮助参与者准备详细描述其行动计划及成果的展示。评选包括幻灯片或照片和透明胶片的可视化的展示，特别这些成果涉及改进工作环境前后时。这些不仅是培训成果令人信服的材料，也可将其增加到未来培训课程的培训材料之中。

组织一次终期研讨会

在一致同意的改进行动实施期结束时，终期研讨会将总结并认同所有改进和成果。重要的是向更广泛的公众展示 HealthWISE 实施过程的结果；邀请杰出的人士为演讲嘉宾，发表祝贺演讲。终期研讨会的主要内容是参与者终期成果展示并通过简短讨论拟定未来的行动计划。

推进活动

■ HealthWISE 师资和实践者的网络

应当鼓励师资和实践者组织起自己的网络以交流经验、相互支持和制订计划。有个好招是师资和实践者经常会面一起讨论 HealthWISE 活动成果、如何克服可能的困难。通过逐步发展，师资团队也可能建立起自己的机构向参与者提供技术和咨询服务。

■ 授予一个当地的 HealthWISE 冠军

在医疗卫生机构中识别出当地的 HealthWISE 冠军能够激发积极的模仿和方法的快速传播。

■ 对最好的师资团队进行奖励

为了进一步培育培训者的计划性和主动性，应对帮助达到最好改进的 HealthWISE 师资团队进行奖励。在特定重点领域主动采取行动也要给予承认。

■ 案例学习

应当收集医疗卫生机构中成功的 HealthWISE 干预模范案例并广泛传播，以促进其他医疗卫生机构对该模范案例的学习及其进一步发展。

HealthWISE 培训评估表

姓名：	....
日期：	....
职位：	....
医疗卫生机构或组织名称：	....

为了改善HealthWISE培训，我们希望得到您的反馈。

请花数分钟时间来分享你的观点、评论和建议。如果你愿意，可以匿名反馈。

在方框内打"X"，如下面的示例所示。

需要改进		一般	X	较好		很好	

你对HealthWISE课程的评价

培训的一般情况

1. 培训时间：

合适		太少		太多	

2. 所用教材：

不足		一般		较好		很好	

3. 培训者交流信息：

不太好		较好		好		很好	

总体评价（如何改善培训时间、培训材料、教育方面等）

....

....

....

....

第1讲：课程及手册的介绍及指南

你认为该专题是否与你的医疗卫生机构或组织有关？

较小		一般		较大	

你对该课程讲授总体评价如何？

需要改进		一般		较好		很好	

需要改善培训研讨会的哪个方面？

内容		案例		练习		无	

请对如何改善课程讲授提出建议：

....

....

....

....

第2讲：使用HealthWISE检查表

你认为该专题是否与你的医疗卫生机构或组织有关？

较小		一般		较大	

你对该课程讲授总体评价如何？

需要改进		一般		较好		很好	

需要改善培训研讨会的哪个方面？

内容		案例		练习		无	

请对如何改善课程讲授提出建议：

....

....

....

....

第3讲：控制职业性有害因素并改善工作场所的安全条件

你认为该专题是否与你的医疗卫生机构或组织有关？

较小		一般		较大	

你对该课程讲授总体评价如何？

需要改进		一般		较好		很好	

需要改善培训研讨会的哪个方面？

内容		案例		练习		无	

请对如何改善课程讲授提出建议：

....

....

....

....

第4讲：工效学：消除肌肉骨骼职业性有害因素

你认为该专题是否与你的医疗卫生机构或组织有关？

较小		一般		较大	

你对该课程讲授总体评价如何？

需要改进		一般		较好		很好	

需要改善培训研讨会的哪个方面？

内容		案例		练习		无	

请对如何改善课程讲授提出建议：

....

....

....

....

第5讲：职业性生物有害因素和感染控制，特别关注HIV和TB

你认为该专题是否与你的医疗卫生机构或组织有关？

较小		一般		较大	

你对该课程讲授总体评价如何？

需要改进		一般		较好		很好	

需要改善培训研讨会的哪个方面？

内容		案例		练习		无	

请对如何改善课程讲授提出建议：

....

....

....

....

第6讲：应对工作场所发生的歧视、骚扰和暴力

你认为该专题是否与你的医疗卫生机构或组织有关？

较小		一般		较大	

你对该课程讲授总体评价如何？

需要改进		一般		较好		很好	

需要改善培训研讨会的哪个方面？

内容		案例		练习		无	

请对如何改善课程讲授提出建议：

....

....

....

....

第7讲：迈向一个绿色健康的工作场所

你认为该专题是否与你的医疗卫生机构或组织有关？

较小		一般		较大	

你对该课程讲授总体评价如何？

需要改进		一般		较好		很好	

需要改善培训研讨会的哪个方面？

内容		案例		练习		无	

请对如何改善课程讲授提出建议：

....

....

....

....

第8讲：医护人员的骨干作用：招聘、支持、管理和留用

你认为该专题是否与你的医疗卫生机构或组织有关？

较小		一般		较大	

你对该课程讲授总体评价如何？

需要改进		一般		较好		很好	

需要改善培训研讨会的哪个方面？

内容		案例		练习		无	

请对如何改善课程讲授提出建议：

....

....

....

....

第9讲：工作时间和家庭友好型的措施

你认为该专题是否与你的医疗卫生机构或组织有关？

较小		一般		较大	

你对该课程讲授总体评价如何？

需要改进		一般		较好		很好	

需要改善培训研讨会的哪个方面？

内容		案例		练习		无	

请对如何改善课程讲授提出建议：

....

....

....

....

第10讲：设备、物资的选择、储存和管理

你认为该专题是否与你的医疗卫生机构或组织有关？

较小		一般		较大	

你对该课程讲授总体评价如何？

需要改进		一般		较好		很好	

需要改善培训研讨会的哪个方面？

内容		案例		练习		无	

请对如何改善课程讲授提出建议：

....

....

....

....

第11讲：起草和实施HealthWISE行动计划

你认为该专题是否与你的医疗卫生机构或组织有关?

较小		一般		较大	

你对该课程讲授总体评价如何?

需要改进		一般		较好		很好	

需要改善培训研讨会的哪个方面?

内容		案例		练习		无	

请对如何改善课程讲授提出建议：

....

....

....

....

译 者 后 记

我关注医护人员的职业卫生防护，既是职业卫生工作者的职责所在，又是农工民主党党员的使命驱动。2002 年开始，我承担中英艾滋病项目资助的《艾滋病职业暴露补偿立法研究》；自 2004 年，我牵头研究起草了国家职业卫生标准《血源性病原体职业接触防护导则》，并于 2008 年正式颁布；2013 年以来，在农工民主党中央生物技术与药学工作委员会领导下，我牵头完成了《关于医护人员职业病防护技术服务体系》调研报告以及相关重点课题，所撰写的提案《医护人员面临严重职业危害，应加强职业卫生防护》由农工民主党中央向全国政协提交重点提案得到采用，并在 2015 年"两会"进行大会交流；近年来，国际劳工组织将医护人员职业卫生防护作为与中国合作的优先领域，我作为多个合作项目的牵头专家，提供了大量的技术支撑工作。随着工作不断深入，我深切地感受到，要将医护人员职业卫生防护落到实处，还需要配套政策和技术工具做支撑。

国际社会非常重视医护人员职业危害的预防控制，在理论研究和实践操作方面进行了大量探索。自 2009 年起，我受邀作为国际核心专家组成员参加国际劳工组织的国际职业病名单及其职业病诊断标准工作，一直追踪国际劳工组织和世界卫生组织编写《改善医护人员工作条件》（*HealthWISE Work Improvement in Health Services*，HealthWISE）系列工具书的最新进展。2014 年，HealthWISE 正式出版后，我第一时间申请授权中文版翻译，并得到国际劳工组织的支持和资助。

HealthWISE 是一件兼具实用性及参与性改善医疗卫生机构质量的有效技术工具，已在塞内加尔、坦桑尼亚联合共和国和泰国等国家的医疗卫生机构进行了试用，2012 年，国际劳工组织和世界卫生组织的专家对其进行了修订和全面审定。该书主题分为八大模块，分别涉及职业安全卫生、人事管理和环境事务，并将行动和培训相结合。该书内容适用于所有从事与改善医护人员职业卫生防护相关工作的人员。

2014 年至今，我组织了老、中、青的专业团队，大家付出了辛勤的努力，同心协力完成译稿。特别值得一提的是，为了打造高素质的专业工作团队，方便后续推广应用，我专门邀请了试点医院、疾病预防控制机构、卫生计生监督机构的同事们参加翻译工作，并针对常见翻译错误开展专门的学术研讨与解析，力求提高学术专业翻译能力和技巧。其中，杜燮祎翻译了第 1 讲 课程及手册的介绍和概述、第 2 讲 使用 HealthWISE 检查表，并将插图中的英文替换为中文；李文捷翻译了第 3 讲 模块 1：控制职业性有害因素并改善工作场所的安全条件；石春兰翻译了第 4 讲 模块 2：职业性肌肉骨骼有害因素与工效学解决方法；陈亮翻译了第 5 讲 模块 3：职业性生物有害因素和感染控制，特别关注 HIV 和 TB；袁素娥、曹晓霞翻译了第 6 讲 模块 4：应对工作场所发生的歧视、骚扰和暴力；王丹翻译了第 7 讲 模块 5：迈向一个绿色健康的工作场所；解晨、孙建翻译了第 8 讲 模块 6：医护人员的骨干作用：招聘、支持、管理和留用；邹艳辉翻译了第 9 讲 模块 7：工作时间和家庭友好型的措施；李祈翻译了第 10 讲 模块 8：设备、物资的选择、储存和管理；鲁洋翻译了第 11 讲 起草和实施 HealthWISE 行动计划；刘拓翻译了 HealthWISE 介绍、师资指南的内容和方法、词汇表和附录，并承担了本书翻译的秘书工作。

本书中文版得以顺利出版发行，还得益于许多领导、专家和同仁的大力支持。全国人大常委会副委员长、中国农工党中央主席陈竺同志亲自为本书中文版作序，充分体现保护好医护人员职业健康和安全对于促进全体国民健康和福祉的重要意义，给予我们莫大的鼓励和鞭策！农工民主党中央办公厅和参政议政部的各位领导和同志始终支持医护人员职业卫生防护相关工作。国际劳工组织十分关心本书在中国的出版发行与推广应用，国际劳工组织北京局局长 Tim De Meyer 先生对我国医务人员职业安全健康战略非常关注，大力支持本书翻译工作并提出希望将本书作为提高医护人员职业安全健康的重要工具在全国推广应用。参与 HealthWISE 英文原著编写的国际劳工组织总部负责职业卫生的高级专家牛胜利教授对本书中文翻译中的一些问题给予技术把关；参与 Health WISE 英文原著编写的国际劳工组织工作质量部 LeeNah Hsu 女士和国际劳工组织行业政策部 Christiane Wiskow 女士，以及国际劳工组织北京蒙古局项目官员武汝廉女士、李清宜女士，都对中文版的出版发行做出了卓越的贡献，在翻译出版申请授权、资助经费等方面付出大量的努力。中国疾病预防控制中心职业卫生与中毒控制所吴维皑研究员和徐伯洪研究员以及北京协和医院乌正赉教授对中译稿进行了同行评议，并提出了许多宝贵意见。

在此，向大家表示衷心的感谢！

我国医护人员的职业卫生防护与发达国家仍有较大差距，HealthWISE 中文版的出版发行，将先进的理念和方法在我国推广应用，是我国医护人员职业卫生防护工作的新起点，必将有利于促进建立多部门、多界别、多学科合作机制。在本书即将出版发行之际，中共中央十八届五中全会提出"健康中国"的战略目标，同时国际劳工组织已支持中国利用本书作为技术工具开展 ILO/WHO HealthWISE 推广应用首期师资培训，相信会吸引更多国内外同仁加强合作与交流，把医护人员职业卫生防护作为己任，推动其向纵深发展。

本书出版后，为方便社会各界推广应用，我们已对如何使用本书、参与式培训方法以及本书所列全部检查要点逐一制作成 PPT，便于基层培训使用。本书出版后，全书的 PDF 电子版将发布在国际劳工组织和中国疾病预防控制中心职业卫生与中毒控制所的官方网站上，供读者免费下载。

限于译者的英文、中文和学术水平，中文版难免存在不足之处，恳请读者批评指正。

张敏　博士　研究员
中国疾病预防控制中心职业卫生与中毒控制所
2015 年 11 月